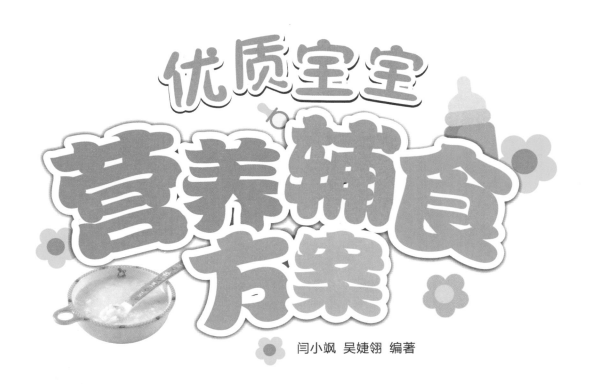

优质宝宝营养辅食方案

闫小飒 吴婕翎 编著

山东教育出版社

中国·济南

图书在版编目（CIP）数据

优质宝宝营养辅食方案 / 闫小飒等主编. —— 济南：
山东教育出版社，2015
ISBN 978-7-5328-9208-2

Ⅰ.①优… Ⅱ.①闫… Ⅲ.①婴儿—营养卫生②婴儿
—食谱 Ⅳ.①R153.2②TS972.162

中国版本图书馆CIP数据核字（2015）第277492号

责任编辑：王慧　朱泓桥

优质宝宝营养辅食方案

闫小飒　吴婕翎　编著

主　　管：山东出版传媒股份有限公司
出版者：山东教育出版社
（济南市纬一路321号　邮编：250001）
电　　话：（0531）82092664　传真：（0531）82092625
网　　址：sjs.com.cn
发行者：山东教育出版社
印　　刷：湖北知音印务有限公司
版　　次：2016年1月第1版　2016年1月第1次印刷
规　　格：710mm×1000mm　16开本
印　　张：12印张
字　　数：35千字
书　　号：ISBN 978-7-5328-9208-2
定　　价：29.80元

（如印装质量有问题，请与印刷厂联系调换）
印厂电话：027-81801382

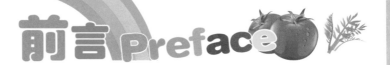

前言 Preface

为母乳、配方奶加油！

有的妈妈认为母乳、配方奶是最丰富、最均衡的营养来源，只要奶量充足，即便孩子不愿意接受固体食物，也就随孩子好了；也有的妈妈认为奶的营养不能满足孩子生长发育的需要，应该尽早添加其他食物，而且越多越好。事实上，辅食的添加（或者说固体食物的引入）有很多学问，也有很多重要目的。

首先，辅食可以补充母乳或配方奶营养成分的不足。婴儿快速生长发育需要较多的铁，而婴儿从母体获得的铁在出生4～5个月后即已耗尽。同时，母乳中铁及维生素D的含量较低，无法满足宝宝生长发育的需要。因此，4～6个月后，母乳喂养的宝宝易发生缺铁性贫血和维生素D缺乏性佝偻病。及时添加辅食，则能弥补乳类的营养不足。食物种类的多样化，不仅能让宝宝摄取到均衡充足的营养，实现各种蛋白质互补，促进营养素的吸收和利用，同时也有利于宝宝的食物逐渐从液体向固体（糊状—泥糊状—碎的食物）过渡，有助于体格、行为和心理的良好发育。

其次，辅食的添加可以训练婴儿咀嚼、吞咽固体食物的能力，促进口腔感知觉和胃肠道消化能力的发育和成熟。及时添加辅食，可以促进宝宝味觉和口腔对粗糙食物感知觉的发育，使宝宝从液体食物逐渐适应固体食物；可以促进宝宝的乳牙萌出，使牙齿坚固；可以训练宝宝的口腔和舌运动能力，促进宝宝语言的发展、消化液的分泌和胃肠道的蠕动，有利于胃肠道消化功能的发育和成熟。宝宝在出生后一年中，各器官功能在不断地发育成熟（包括消化功能、肾脏功能、免疫功能），辅食的添加（固体食物的引入）要遵循这一发育规律，使宝宝健康地成长。

最后，辅食的添加和进食行为的培养对宝宝的行为和认知能力发展有很重要的作用。辅食添加过程，可以让宝宝模仿学习成人的进食方式。通过用勺自喂、用手抓指状食物自喂、用杯饮水（或奶）等方式，训练宝宝的手眼协调能力、手的精细动作和口腔吞咽能力，促进宝宝感觉、运动和认知能力的发展；通过对食物的咀嚼和吞咽训练，促进舌、口腔感知觉和运动能力的发展，使宝宝适应不同质地和口味的食物，并促进语言能力的发展。

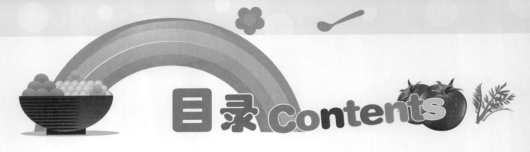

目录 Contents

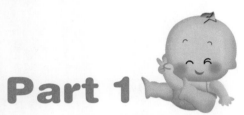

Part 1
婴儿期的营养和辅食

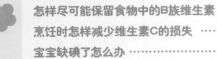

Part 2

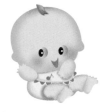

4～6个月宝宝的营养辅食

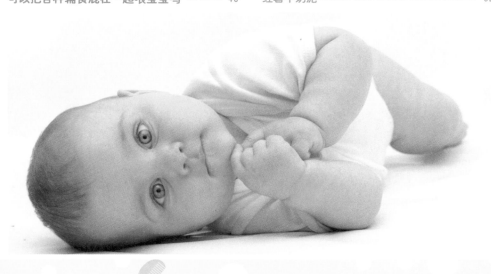

优质宝宝营养辅食方案

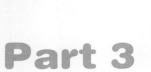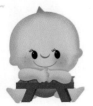

Part 3

7～9个月宝宝的营养辅食

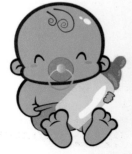

Part 4

10～12个月宝宝的营养辅食

优质宝宝营养辅食方案

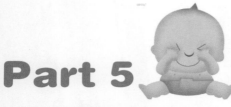

Part 5

0~1岁宝宝健康调理营养餐

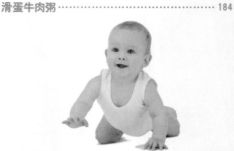

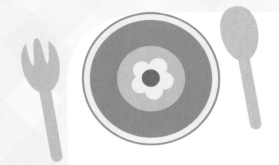

PART 1

婴儿期的营养和辅食

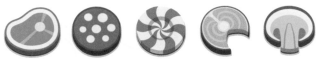

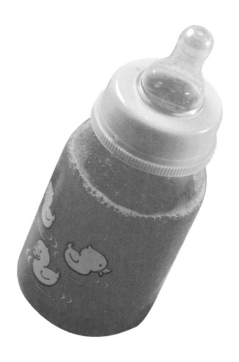

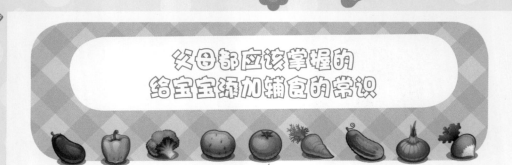

什么是辅食

辅食又称为离乳食品、断奶食品或转奶期食品，是指宝宝由单纯母乳或配方奶喂养逐步过渡到成人饮食这一阶段内所添加的食品，并不是指宝宝完全断掉奶以后所吃的食物。

在婴儿阶段，母乳是宝宝最理想的食品，但随着宝宝一天天长大，一般从四个月开始，只吃母乳或者婴儿配方奶已经无法满足宝宝的营养需求。所以还应给予宝宝一些奶以外的食物，这就是我们所说的辅食。辅食包括米粉、泥糊状食品以及其他的家制食品。宝宝的辅食包括流质、半流质、泥糊状、半固体、固体等一系列不同性状的食物，种类包括蔬菜、水果、谷物、肉类、鱼类等。这能训练宝宝的咀嚼、吞咽功能，满足宝宝的生长发育对热量和各种营养素的需求。

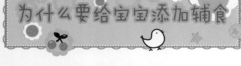

为什么要给宝宝添加辅食

补充母乳中营养素的不足

随着婴儿的生长发育对营养素的需

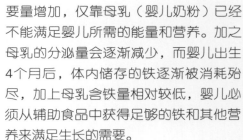

要量增加，仅靠母乳（婴儿奶粉）已经不能满足婴儿所需的能量和营养。加之母乳的分泌量会逐渐减少，而婴儿出生4个月后，体内储存的铁逐渐被消耗殆尽，加上母乳含铁量相对较低，婴儿必须从辅助食品中获得足够的铁和其他营养来满足生长的需要。

促进消化机能和神经系统发育

精心制作的辅食可刺激并增加婴儿唾液及其他消化液的分泌量，增强消化酶的活性，促进牙齿的发育，增强消化机能，训练婴儿的咀嚼吞咽能力；还有助于婴儿精神发育，刺激味觉、嗅觉、触觉和视觉。让宝宝接触到和尝到多种食物口味，会为顺利断奶和接受各种食物打下良好基础，降低了宝宝在长大后发生偏食、挑食的可能。

培养良好的饮食习惯和独立性

辅食添加期是婴儿对食物形成第一印象的重要时期，在辅食的选择及制作方法上，要注意营养丰富、易消化和食物卫生。方法应用得当是将来养成良好习惯的基础，可使婴儿学会用匙、杯、碗等餐具，最后停止母乳和奶瓶吸吮的摄食方式，逐渐适应普通的混合食物。辅食添加期以完全终止母乳为终结，这也是让宝宝学会独立和迈向独立的重要一步。而适应泥状食物其实就是减少婴儿对母乳依赖和精神断奶的开始。

启发智力，让宝宝更聪明

　　给宝宝喂食辅食，也是一种使宝宝融入家庭日常生活的早期教育。其实就是利用宝宝眼睛的视觉、耳朵的听觉、鼻子的嗅觉、舌头的味觉、身体的触觉等，给予宝宝多种刺激，并力争多感受新鲜的事物，以达到早期开发脑力、启迪智力的目的。

为宝宝添加辅食的原则

　　婴儿的生长发育及对食物的适应性和爱好都存在着一定的个体差异，辅助食品添加的时间、数量和速度等要根据实际情况灵活掌握，为了宝宝全面摄取营养和健康发育，添加辅食还必须遵循一些原则。

　　在品种上，要从一种到多样。 开始时，宝宝对食物的适应能力较差，不能多种食物一起添加，要一样一样地逐一添加，等宝宝适应一种后再添加另一种。一般添加新的食物最好在上午，若宝宝拒食或出现消化不良的情况要及时更换，千万不可勉强，以免宝宝产生逆反心理。添加一种食物后，最好持续喂3～5天再更换另一种新的食物。随着月龄的增加，如果几种食物婴儿都适应了，可逐渐同时将两三种宝宝已经熟悉的食物混合着添加。另外，要注意选择搭配一些富含矿物质元素，特别是含钙、铁、锌、碘丰富的食物。

　　在数量上，要由少到多。 添加的食物量要根据婴儿的营养需要和消化道的成熟程度，开始时应从少量开始，每天1次，逐渐增加数量和次数。一旦婴儿出现大便性状异常、腹泻等症状时，应减少或停止喂食辅食，等宝宝恢复正常后再从少量试喂开始。比如从1小勺米糊、一天一次开始，让婴儿尝试，并注意婴儿大便的变化，如果大便没有异常，慢慢增加到2勺，每天尝2次，直到可成为单独的一餐。

　　在质量上，要由稀到稠、由软到硬、由细到粗。 开始添加时辅食要稀、软，逐渐增加食物的粘稠度，例如从米汤到稀粥、烂粥，最后到软饭。食物的性状从细到粗，例如从喂菜汤开始，逐渐试喂细菜泥、粗菜泥、碎菜到煮烂的蔬菜。

　　在口味上，要以清淡为主。 在8个月龄以前，宝宝的消化和排泄功能还比较不完善，辅食中最好不要添加盐，以免增加肝、肾的负担。

　　在喂食方式上，应以使用小匙和碗为主。 刚开始用小汤匙喂食，可将食物送到宝宝唇边让他自己吸吮。这可让宝宝逐步适应日常餐具的使用，减少对乳头的依赖，从而为断奶打好基础。另外，宝宝生病期间，应减少或停止添加辅食，以减轻胃肠道负担。

　　注意观察婴幼儿的消化能力和过敏症状。 添加一种新的食物，如有呕吐、腹泻、出疹子等消化不良反应或过敏症状时，要暂缓添加，但不能认为是孩子不适应此种食物而从此不再添加。待症状消失后可再从小量开始添加，如果仍有不良反应，应暂停食用并咨询医生。婴儿患病时最好暂停添加新的食物。

　　单独制作。 婴儿的辅食要单独制

3

优质宝宝营养辅食方案

作，食物选择一定要新鲜，制作过程要卫生，防止婴儿因食用不干净的食物而患病。给婴儿的食物最好现喂现做，不要喂食存留的食物。

添加辅食有耐心，不要强迫喂食。 对于一个习惯吃奶的宝宝，食物和进食方式的改变是一个需要逐步学习和适应的过程。给宝宝添加辅食需要妈妈的耐心和细心。有研究表明，一种新的食物往往要经过10～20次接触后，才能被宝宝接受。而且，因个体差异，宝宝接受某种半固体食物的周期短则一两天，长则可能要一周以上。因此，当宝宝不愿意吃某种新食物时，切勿采用强迫手段，以免宝宝对这种食物产生反感，但也不要认为宝宝不喜欢而放弃添加。这时，可尝试改变烹调方法和喂食的方式，在宝宝情绪好的时候反复尝试，比如在婴儿口渴时可喂给其菜汁。另外，千万注意不要在进餐时训斥宝宝，以免引起他对进餐的厌恶和恐惧。

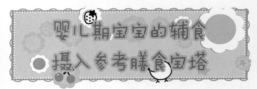

婴儿期宝宝的辅食摄入参考膳食宝塔

宝宝从4月龄开始添加辅食时，因个体差异情况会有一些差别。但总体说来，辅食添加品种和食物量应以中国营养学会妇幼分会提出并制定的"6～12个月婴儿平衡膳食宝塔"为参考依据。

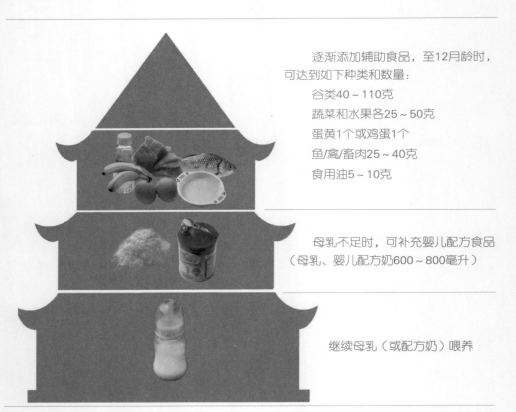

逐渐添加辅助食品，至12月龄时，可达到如下种类和数量：
谷类40～110克
蔬菜和水果各25～50克
蛋黄1个或鸡蛋1个
鱼/禽/畜肉25～40克
食用油5～10克

母乳不足时，可补充婴儿配方食品（母乳、婴儿配方奶600～800毫升）

继续母乳（或配方奶）喂养

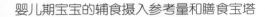

婴儿期宝宝的辅食摄入参考量和膳食宝塔

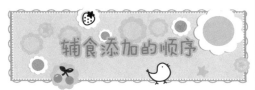

婴儿期营养护理有什么重要性

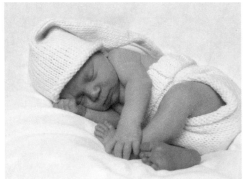

从出生到满1周岁前为婴儿期，既是从完全依赖母乳营养到依赖母乳以外食物营养的过渡期，也是生长发育最迅速的时期，其营养供给比任何年龄阶段都更为关键和重要。婴儿生长所需的营养，除去降生前在母体获得的一定量的储备外，主要来自母乳和饮食。婴儿对热能和各类营养素（尤其是蛋白质）的需要比较多，但其消化吸收功能尚不完善，易发生消化紊乱和营养不良。因此，以母乳喂养和在合理的营养指导下添加营养辅食十分重要，这个过程持续直至婴儿断奶，以营养丰富的多样食物逐步取代乳类成为主食。

婴儿期营养护理的重点是合理喂养和让宝宝获取营养，是指保持营养素的平衡，满足婴儿体格、智力、心理等全面发育的需要。

婴儿需要经历"液体食物—泥糊状食物—固体食物"的喂养过程，特别是以出生后第4~6个月的启动阶段最为关键。这时除母乳（包括人工喂养的牛奶）外，要开始添加半流质（逐渐过渡到固体）食物，即必须按时、按量、按

种类为宝贝及时添加辅食。这不但是让宝贝能从流质食物过渡到固体食物，满足快速生长发育的需要，防止发生佝偻病、贫血等疾病，而且还有重要的生存意义：补充婴儿4月龄后母乳分泌量及营养的不足；促进宝宝咀嚼和吞咽功能的发育，帮助乳牙萌出；通过进食和接触多种食物，促进语言能力的发展；扩大味觉感受范围，为断奶做好准备，建立早期均衡且多样化的良好饮食习惯。

辅食添加的顺序

给宝宝添加辅食时还须注意食物添加的顺序。首先添加谷类食物（如婴儿营养米粉、米汤），其次是添加蔬菜汤汁和蔬菜泥，然后是水果汁及果泥，最后添加动物性食物，如蛋黄、蛋羹、鱼、禽、畜的肉泥、肉松等。

建议动物性食物的添加顺序为：蛋黄泥、鱼肉泥、全蛋（如蒸蛋羹）、肉末（包括鸡肉末）、动物血和肝等。

按照宝宝月龄，建议辅食添加顺序为：4~5月龄后开始尝试喂食流质辅食，如米汤、菜水（汁）、果汁等；6月龄开始添加半固体食物，如米糊、菜泥（糊）、果泥、蛋黄泥、鱼肉泥等；7~9月龄期间，可由半固体食物逐渐向可咀嚼的软固体食物过渡，辅食中可加入烂粥、烂面条、菜末、全蛋、肉末等；10~12月龄时，大多数宝宝可逐渐过渡为以进食固体食物为主的膳食，配餐中可加入稠粥、软饭、碎面条、小馄饨、小饺子、小包子等。

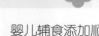

婴儿辅食添加顺序表

月龄	辅食的品种	供给的主要营养素
2～3	鱼肝油、少许糖水	维生素A、维生素D
4～6	米糊、蛋黄、鱼泥、奶类、动物血	蛋白质、B族维生素和钙、铁、锌等各种矿物质元素
	大豆蛋白粉或豆腐花、嫩豆腐泥、菜叶汁、果汁、菜泥、水果泥	维生素C、矿物质、纤维素、维生素A、维生素D
7～9	稀粥、稠粥、烂饭、碎面条、面包	能量
	无刺鱼肉、鸡蛋、肝泥、肉末、大豆制品、婴儿牛奶	蛋白质、B族维生素和钙、铁、锌等各种矿物质元素
	蔬菜泥（青菜泥、土豆泥、胡萝卜泥）、水果泥	维生素C、矿物质、纤维素
	鱼肝油	维生素A、维生素D
10～12	稠粥、烂饭、面条、面包、饼干	能量
	无刺鱼肉、鸡蛋、肝泥、肉末、大豆制品、婴儿牛奶	蛋白质、B族维生素和钙、铁、锌等各种矿物质元素
	鱼肝油	维生素A、维生素D

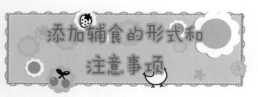

添加辅食的形式和注意事项

辅食的形式有3种，即液体食物、半固体食物（泥糊状食物）、固体食物。液体食物主要是米汤（米油）、蔬菜汁（菜水）、水果汁（或水果汤），还包括用动物性食材熬煮而成的过滤后的清高汤，如鱼汤、排骨汤等。半固体食物主要是米糊、稀粥、蔬菜（深色蔬菜叶、胡萝卜、西红柿、土豆等）泥、水果（如苹果、香蕉、橙、猕猴桃、葡

萄、桃子等）泥、蛋黄泥、蒸蛋羹、鱼肉泥（糊）、豆腐泥（糊）、肉泥（糊）等。固体食物主要包括软饭、饺子、小包子、烂面条（碎面）、菜末、碎菜、水果丁（块、片）、肉末（肉丸子）、碎肉等。

辅食添加时妈妈还应注意以下事项：

①辅食的添加应与宝宝的月龄相适应。

②添加辅食应从一种开始，慢慢过渡到多种。

③添加辅食应由稀变稠，由极少量逐渐增多；添加的食物要鲜嫩、卫生，尽可能做到口味好，否则可能影响宝宝的味觉发育，为日后挑食埋下隐患。而且辅食口味不好，还会让宝宝产生排斥，影响到营养的摄取。

④宝宝吃了某种辅食一旦出现腹泻等不适应症状时，要马上暂停添加该辅食；在宝宝生病或身体不适时，也应停止添加辅食，等宝宝恢复正常后，再重新少量添加。

⑤以吃流质和泥状食物为主的时间不要过长，以防宝宝错过训练咀嚼能力的关键期，从而导致咀嚼食物方面的障碍。

⑥不要在较短时间内用辅食替代乳类（母乳、牛奶等）成为每日的主要食物。

⑦培养宝宝进食的愉快心情。给宝宝吃辅食时，要营造一个快乐和谐的进食环境。最好选宝宝心情愉快时喂食，当宝宝表现出不愿吃时，千万不可强迫，可换个时间再尝试。

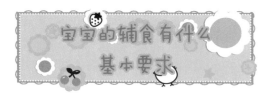

宝宝的辅食有什么基本要求

食物品种多样化

不同种类的辅食所提供的营养素不同，当宝宝已经习惯了多种食品后，每天给宝宝的辅食品种就应多样化。例如，当宝宝已经习惯了粥和面条之后，两者可以交替吃；宝宝已经习惯了肝泥、鱼泥、豆腐、蛋之后，上述食物可以轮流吃。让宝宝吃多种辅食，可以达到平衡膳食的目的，不致造成某种营养素的缺乏。

食物形状多样化

宝宝每天的食物中应有流质（如果汁）、半固体（如小馒头、稠粥、烂饭、馄饨）等多种质感的辅食，既可增进宝宝的食欲，也能让他适应不同烹调方法制作的食品。

色、香、味俱全

宝宝的视觉、嗅觉已经充分发育，颜色鲜艳又有香味的辅食能提高宝宝的食欲。例如，胡萝卜与青菜泥，虾仁蓉与菜泥放在一起，黄色的蛋羹上加些绿色的菜泥，既好吃又好看。宝宝的辅食味道宜清淡，不能以成人的口味为标准。

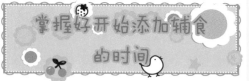

掌握好开始添加辅食的时间

一般来说，宝宝在4～6个月时就可以开始添加辅食。但是4～6个月只是个大概的时间段，究竟是从第4个月就开始添加辅食还是等到第6个月时再添加，应根据宝宝和妈妈的具体情况来决定。

体重：当宝宝的体重已经达到出生体重的2倍时，就可以考虑添加辅食了。例如，出生时体重为3.5千克的宝宝，当其体重达到7千克时，就应该添加辅食了。如果出生体重较轻，在2.5千克以下，则应在体重达到6千克以后再开始添加。

发育情况：体格发育方面，宝宝能扶着坐，俯卧时能抬头、挺胸、用两肘支持身体重量；在感觉发育方面，宝宝开始有意识地将手或玩具放入口内来探索物体的形状及质地。这些情况表明宝宝已经有接受辅食的能力了。

奶量： 如果每天喂奶的次数多达8～10次，或吃配方奶的宝宝每天的吃奶量超过1000毫升，则需要添加辅食。

特殊动作： 匙触及口唇时，宝宝表现出吸吮动作，将食物向后送并吞咽下去。当宝宝触及食物或触及喂食者的手时，露出笑容并张口。

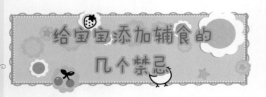

给宝宝添加辅食的几个禁忌

忌过早

有些妈妈认识到辅食的重要性，认为越早添加辅食越好，可防止宝宝营养缺失。于是宝宝刚刚两三个月就开始添加辅食。殊不知，过早添加辅食会增加宝宝消化系统的负担。因为婴儿的消化器官很娇嫩，消化腺不发达，分泌功能差，许多消化酶尚未形成，不具备消化辅食的能力。消化不了的辅食会滞留在腹中"发酵"，造成宝宝腹胀、便秘、厌食，也可能因为肠蠕动增加，使大便量和次数增加，从而导致腹泻。因此，4个月以内的宝宝忌添加辅食。

忌过晚

过晚添加辅食也不利于宝宝的生长发育。4～6个月的宝宝对营养、能量的需要大大增加了，只吃母乳、牛奶或奶粉已不能满足其生长发育的需要。而且，宝宝的消化器官逐渐健全，味觉器官也开始发育，已具备添加辅食的条件。同时，4～6个月后是宝宝的咀嚼、吞咽功能以及味觉发育的关键时期，延迟添加辅食，会使宝宝的咀嚼功能发育迟缓或能力低下。另外，此时宝宝从母体中获得的免疫力已基本消耗殆尽，而自身的抵抗力正需要通过增加营养来产生，若不及时添加辅食，不仅宝宝的生长发育会受到影响，还会因缺乏抵抗力而导致疾病。

忌过滥

宝宝开始进食辅食后，妈妈不要操之过急，不顾食物的种类和数量而任意给宝宝添加，或者宝宝要吃什么给什么，想吃多少给多少。因为宝宝的消化器官毕竟还很柔嫩，有些食物根本无法消化。顺其发展，一来会造成宝宝消化不良，再者会造成营养不平衡，并导致宝宝偏食、挑食等不良饮食习惯。

忌过细

有些妈妈担心宝宝的消化能力弱，给宝宝吃的都是精细的辅食。这会使宝宝的咀嚼功能得不到应有的训练，不利于其牙齿的萌出和萌出牙齿的排列；另外，食物未经咀嚼也不会产生味觉，既不利于味觉的发育，影响面颊发育，也难以勾起宝宝的食欲。长期下去，不但影响宝宝的生长发育，还会影响宝宝的容貌。

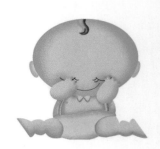

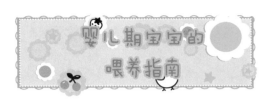

婴儿期宝宝的喂养指南

0~6个月坚持纯母乳喂养

母乳是6月龄之内婴儿最理想的天然食品，所含营养物质齐全，各种营养素比例合理，含有其他动物乳类不可替代的免疫活性物质，非常适宜生理功能尚未发育成熟的婴儿身体的快速生长发育的需要。而且母乳喂养还有利于增进母子感情和母体的复原，经济安全又不易发生过敏。一般纯母乳喂养能满足6月龄以内婴儿所需要的全部能量和营养。应按需喂奶，每天可喂6~8次，在4~6个月龄添加辅食的同时，应继续母乳喂养。喂奶时应坐着，两侧乳房轮流喂，吸尽一侧再吸另一侧。如果一侧已经够宝宝吃了，应将另一侧乳汁用吸奶器吸出。喂完奶后，不要马上把宝宝平放，应将其竖直抱起，让头靠在妈妈的肩上，轻轻拍背部，排出吞入胃里的空气，以防止溢奶。

母乳喂养的妈妈还应注意，产后要尽早开奶，初乳的营养最好。在分娩后7天内，乳母分泌的乳汁为淡黄色，质地黏稠，称之为初乳，营养最为丰富，还含有免疫活性物质。在产后1小时内即可开始喂奶，尽早开奶可减轻新生儿生理性黄疸、生理性体重下降和低血糖的发生。如果因为各种原因而不能用纯母乳喂养时，应首选婴儿配方奶粉和婴儿食品喂养。婴儿奶粉是除了母乳外，最适合宝宝生长发育需要的食品，其营养构成与含量较为接近母乳。

注意预防维生素D和维生素K缺乏

妈妈还要尽早抱宝宝到户外空气清新的场所活动一下，晒晒太阳或适当补充维生素D制剂，都对预防维生素D和钙的缺乏很有帮助。

给新生儿和1~6个月龄宝宝及时补充适量维生素K也很重要。因为母乳中的维生素K含量低，为了预防新生儿和1~6月龄宝宝维生素K缺乏相关的出血性疾病，建议在专业人员的指导下，及时给0~6个月的宝宝补充维生素K。控制0~6个月龄婴儿维生素K缺乏的关键措施是预防，孕妇和乳母都要多食用富含维生素K的食物，给4~6月龄的婴儿开始添加辅食时，也需增加富含维生素K的食物。

及时合理添加辅食

婴儿6月龄时，仍要坚持奶类优先，继续母乳喂养。这时母乳仍然是婴儿的主要食物和营养来源，但是单靠母乳已经不能满足婴儿的全部营养需求。因此，在继续母乳喂养的基础上，从6月龄开始（早可从4月龄），就需要逐渐给婴儿补充一些非乳类食物，包括果汁、菜汁等液体食物，米粉、果泥、菜泥等半固体食物以及软饭、烂面和切成小块的水果、蔬菜等固体食物。这一类食物统称为辅助食品，即辅食。辅食添加的顺序为：首先添加谷类食物（如婴儿米粉），其次添加蔬菜汁、蔬菜泥，然后是水果汁、果泥，最后添加动物性食物（如蛋羹，鱼、禽、畜肉泥或肉松等）。专家建议动物性食物以蛋黄泥、鱼泥（剔净骨和刺）、全蛋（如蒸蛋羹）、肉末的顺序

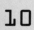

添加较好。

辅食中每添加一种新食物，都要由少到多、由稀到稠，再逐渐增加辅食种类，并由半固体食物逐渐过渡到固体食物。一般建议从6个月龄时开始添加半固体食物（如米糊、菜泥、果泥、蛋黄泥、鱼泥等）；7~9月龄时可由半固体食物逐渐过渡到可咀嚼的软固体食物（如烂面、碎菜、全蛋、肉末等）；10~12月龄时，大多数婴儿可逐渐转为以进食固体食物为主的膳食。

提供婴儿营养的辅助食品形式有三种：液体食物、半固体食物、固体食物。液体食物如：菜汁、水果汁；半固体食物如：稀粥、米糊、蔬菜泥（深色蔬菜叶、胡萝卜、西红柿、土豆等）、水果泥（苹果、香蕉、橙子、猕猴桃、葡萄、桃子等）、蛋黄泥、鱼肉泥、蒸鸡蛋羹、肝泥、豆腐泥等；固体食物如：软饭、烂面、馒头片、肉末、碎菜、水果片或块、肉末（如肉丸子）、碎肉等。

尝试多种多样的食物

婴儿6月龄后，每餐的安排可逐渐尝试搭配谷类、蔬菜、动物性食物，让婴儿逐渐开始尝试和熟悉多种多样的食物，特别是蔬果类。随着月龄的增加，也应根据婴儿需要，增加食物的品种和数量，调整进餐次数，并逐渐增加到每天三餐（不包括乳类进餐次数）。要注意限制果汁的摄入量和避免提供低营养价值的饮料。制作辅食时应尽可能少放或不放调味品。选择新鲜、卫生的食物原料，根据婴儿的需要制作液体、半固体、固体辅食，多选择蒸、煮或炖的方式，可加少量食用油。

在食物选择上，要注意水果和蔬菜不能相互代替，果汁不能代替水果。尽管蔬菜和水果在营养成分和健康功效方面有很多相似之处，但它们毕竟是两类不同的食物。一般来说，蔬菜（特别是深色蔬菜）的维生素、矿物质、膳食纤维和植物化学物质的含量要高于水果，故水果不能代替蔬菜；而水果中的碳水化合物、有机酸和芳香物质比新鲜蔬菜多，且水果食用前不用加热，营养成分不受影响，故蔬菜也不能代替水果。

果汁由水果经压榨去掉残渣而制成，但加工过程会使水果的营养成分（如维生素C、膳食纤维等）发生一些损失。所以，当婴儿能够进食半固体和固体食物时，应尽量选择新鲜水果切碎来喂。

培养婴儿良好的进食行为

专家建议要以小勺喂婴儿食物。7~8个月龄的婴儿，可开始允许其自己用手握或抓食物吃，到10~12个月龄时，应鼓励婴儿自己用勺进食。这样可锻炼婴儿的手眼协调能力，促进精细动作的发育，因为良好的饮食习惯正是从婴儿时期开始培养的。

婴儿正确的饮食习惯应该是：固定就餐时间和位置，食物量适宜，品尝各种各样的食物味道，就餐时情绪良好并专心致志，不偏食不挑食。良好的饮食习惯是保证婴儿营养全面和身心正常发育的重要前提，能保证婴儿对食物的兴趣，还对婴儿今后的饮食和健康极为重要。

培养婴儿良好的饮食习惯首先要为婴儿创造良好的进餐环境，最好能固定吃饭的时间和喂食者；其次要避免婴儿分心，多与他进行眼神和语言的交流，帮助他养成专心进食的好习惯；还要多注意调整食物种类、搭配、性状、花色、口味，以提高婴儿的进食兴趣。

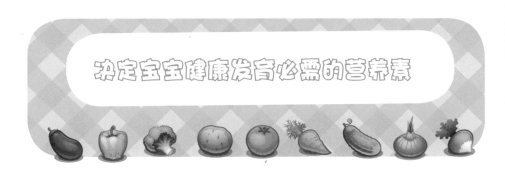

决定宝宝健康发育必需的营养素

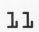

宝宝从出生到满1周岁之间为婴儿期。在婴幼儿期时，消化系统、神经系统和体格等各方面发育都不完善，存在着营养物质的消化吸收能力不足和对营养物质需求量较大两个相互矛盾的方面。如果婴幼儿膳食的营养供给不足或比例失衡，将会直接影响到正常的生长发育。中国营养学会修订并发布的《中国孕期、哺乳期妇女和0～6岁儿童膳食指南》中针对婴儿的膳食营养内容指出：鼓励提倡母乳喂养，纯母乳喂养4个月后应逐步添加营养辅助食品。

0～1岁宝宝对各种营养素的需求非常旺盛，在给宝宝准备辅食时要注意科学调配，对于那些保证宝宝正常发育必不可缺的营养素，爸爸妈妈一定要有所了解并做到心中有数。

能量营养素

蛋白质

解读营养： 蛋白质是生命存在的形式，是一切生命的物质基础，也是人体结构的主要成分。它一般占人体总重量的16％～18％，其含量仅次于水。

蛋白质在体内不断地进行合成与分解，是构成、更新、修补组织和细胞的重要成分，它参与物质代谢及生理功能的调控，保证机体的生长、发育、繁殖、遗传并供给一定能量，还维持体内酸碱平衡、体液平衡、代谢平衡。蛋白质是各种器官功能发育和儿童体格增长等生命活动的基础。

婴幼儿时期，随着宝宝日常活动量、生长趋势和所处环境的不同，对蛋白质的需求量也有区别。一般年龄越小，生长发育越快，所需要的蛋白质也越多。1岁以内母乳喂养的婴儿，蛋白质日需量为每千克体重2.5克；1岁以内以其他方式喂养的婴儿，蛋白质日需量为每千克体重3～4克；1～2岁幼儿蛋白质日需量为35克；2～3岁幼儿蛋白质日需量为40克。

缺乏表现： 婴儿期需要有足够的蛋白质供给。如果蛋白质摄入不足，会引起偏食、厌食，造成发育缓慢、抗病力减弱、体重减轻、身材矮小、易发贫血等后果，还可造成营养不良性水肿，甚至影响大脑的发育并引发智力问题。

食物来源： 蛋白质由二十多种氨基酸组成，其中人体不能合成或合成速度太慢的，必须由食物蛋白质供给的氨基酸为"必需氨基酸"，存在于各种食物蛋白质中。食物中的必需氨基酸越多，其营养价值越高。动物蛋白（如各种肉类、蛋类、乳类和大豆及其制品）的蛋白质中均含所有必需氨基酸，又称优质蛋白，在营养学上属"完全蛋白质"或"全价蛋白质"。另外，坚果类、菌藻类、干果类食物也是不错的蛋白质来源。在摄取蛋白质时，最好是动物蛋白与植物蛋白搭配，以增强不同类型蛋白质的互补，对婴幼儿的营养价值会更高。

脂肪

解读营养：脂肪是人体重要的组成部分，是产生能量最高的营养素，也是为人体提供能量的三大产热营养素之一，为生长发育提供着充足的能量。营养学上脂类主要有甘油脂、磷脂、固醇类，通常所说的脂肪包括脂和油，常温下呈固体状态的称"脂"，呈液体状态的叫"油"。

脂肪供给和贮存维持生命必需的热能，维持体温的恒定及保护身体器官。它为人体提供生长发育所需的脂肪酸，对婴幼儿智能的发育有重要作用，还可提高免疫功能。脂肪中的磷脂、固醇是形成新组织和修补旧组织、调节代谢、合成激素所不可缺少的物质。脂肪是脂溶性维生素的载体，可促进脂溶性维生素（如维生素A、维生素D、维生素E、维生素K及胡萝卜素）的吸收和利用，延长食物在消化道内停留时间，利于各种营养素的消化吸收。

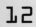

一般由脂肪提供的能量占成人每日所需总能量的20%～30%，而儿童年龄越小所占比重越大，婴幼儿可达35%，一般每天每千克体重需要4～6克脂肪。

缺乏表现：脂肪摄取不足时，宝宝会身体消瘦，面无光泽，造成脂溶性维生素A、维生素D、维生素E、维生素K缺乏，并引发相应疾病，还会使视力发育受到影响，表现出视力较差，甚至出现弱视的倾向。

食物来源：适宜宝宝的脂肪食物来源有：植物油类、动物肉、动物内脏、鱼类、各类坚果（如核桃仁、花生仁等）、豆类（如黄豆、红小豆、黑豆等）、粮食类（如玉米、大米、小米等）。

碳水化合物

解读营养：碳水化合物又称糖类，与蛋白质、脂肪构成人体的能量来源，是人体最重要、最经济、来源最广泛的能量营养素。碳水化合物是人类机体正常生理活动、生长发育和体力活动时的主要能量来源，也是构成细胞和组织的重要成分，维持脑细胞和机体的正常功能，保证蛋白质不被过多地分解，还有解毒、增加胃充盈感和改善胃肠道功能的作用。

一般人体所需要能量的60%以上来自碳水化合物，婴幼儿则在50%以上。碳水化合物的每日供给量为：每天每千克体重约需10～20克。

缺乏表现：碳水化合物被消化后，主要以葡萄糖的形式被吸收。葡萄糖为婴儿代谢所必需，若供应不足，会对婴儿的大脑和神经系统造成一定危害，引发生长发育迟缓、体重减轻、易疲劳等后果，还可能造成功能障碍。另外，还会引起宝宝便秘、畏寒怕冷。

食物来源：谷类食物是可利用碳水化合物的最主要来源。我国以食用水稻、小麦为主，其他来源有玉米、小米、高粱米、薯类、根茎类（如土豆）、新鲜水果、干果等。

矿物质元素是构成人体的基本成分，对人体的生长、发育与健康起着极其重要的作用。

矿物质根据占人体重量多少分为常量元素与微量元素两大类。常量元素包括钙、磷、镁、钾、钠、氯和硫7种元素；常被提及的人体必需的微量元素有：锌、铁、碘、硒、铜、钼、铬、钴、锰等。

0～1岁婴儿发育迅速，需要充足的营养，科学的饮食安排是基本保证。常见的容易缺乏并需父母注意从饮食中给宝宝补充的矿物质元素有钙、铁、锌、碘。

钙

解读营养： 钙是骨骼的主要组成成分，其绝大部分存在于骨骼和牙齿之中，维系着骨骼和牙齿的健康，不仅是构成机体完整性不可缺少组成部分，还在各种生理和生化过程中对维持生命至关重要，保证心脏、神经和肌肉的正常功能。钙还可帮助铁的代谢，对婴儿发育至关重要。随着月龄增加，宝宝的骨骼和各个器官不断生长发育，都需要足够的钙质。一般5～6个月时，单纯的母乳（牛奶）喂养已不能满足宝宝身体的需要，要合理选择并搭配钙含量高的食物。

中国营养学会推荐的婴幼儿每日钙摄入量为：1～6个月婴儿300毫克；7～12个月婴儿400毫克；1～3岁幼儿600毫克。

缺乏表现： 如不能及时补充而导致缺钙，会导致婴儿难以入睡、心悸、脆指甲、佝偻病、软骨病的发生。

食物来源： 很多食物中都含有钙，比较适宜婴幼儿的食物来源有乳类（牛奶、酸奶）、虾皮、芝麻酱、豆腐及豆制品、燕麦片、紫菜、油菜、鸡蛋、海带、黄花菜、鲜鱼虾、葡萄干和一些绿叶蔬菜等。

铁

解读营养： 铁是人体必需的微量元素之一，是维持生命的主要物质，也是身体制造血红蛋白的主要原料，可预防和治疗缺铁性贫血，促进发育，增加对疾病的抵抗力，防止疲劳，使皮肤保持良好的血色。铁质完全吸收，需要维生素A、维生素C和B族维生素的相互协助，而动物类食物里的原血红素铁比植物类食物所含的铁更容易被人体吸收。

中国营养学会推荐的铁摄入量为：1～6个月婴儿每日0.3毫克；7～12个月婴儿每日10毫克；1～3岁幼儿每日12毫克。

缺乏表现： 食物铁的吸收率和利用率不高，容易导致宝宝缺铁，直接影响到正常生长发育。缺铁的宝宝毛发会变脆、易脱落，脸色苍白，出现注意力不集中，指甲呈汤匙状或有纵向的凸起等现象；还会引发缺铁性贫血，导致运动能力低下、智能障碍、体温调节障碍、免疫力降低等症状。

13

食物来源： 在给宝宝安排辅食时应注意添加富含铁的食物。比较适宜婴幼儿补充铁的食物主要有：牛奶、海带、动物肝脏、苋菜、土豆、紫菜、木耳、牛肉、猪肉、蛋黄、鱼、干果类、玉米等，而动物类食物里的原血红素铁比植物类食物的铁更容易被人体吸收。

锌

解读营养： 锌是维持人体生长和健康必需的微量元素，需要从食物中及时补充。锌执行、指挥和监督躯体各种功能的有效运作以及酶系统和细胞的维护工作，锌是合成蛋白质和胶原蛋白的主要物质，是促进生长发育和思维敏捷的重要元素之一，也是很多酶的组成部分和活化剂，还参与碳水化合物和维生素A的代谢，有维持胰腺、性腺、脑下垂体、消化系统、视网膜和皮肤正常功能的作用。锌还是味觉素的结构成分，对味觉和口腔上皮细胞的功能有重要作用。

中国营养学会推荐的锌摄入量为：1～6个月婴儿每日1.5毫克；7～12个月婴儿每日8毫克；1～3岁幼儿每日9毫克。

缺乏表现： 缺锌可引起婴幼儿味觉异常，食欲减退，生长发育迟缓，身材矮小；还可改变认知行为，影响智力发展，损害记忆和神经功能，导致性功能发育不良和延迟，皮肤粗糙干燥，色素增多以及免疫功能下降。而过量摄入锌，也会出现食欲减退、精神萎靡，可伴有恶心、呕吐等症状。

食物来源： 食物中大部分锌与蛋白质及核酸结合，状态稳定，经过消化可

被人体利用。较适宜婴幼儿补充锌的食物主要有：贝壳类、坚果类（核桃、松子等，需研磨碎或打成粉后添入辅食）、口蘑、黄花菜、芥菜、小麦粉、虾、豆制品、玉米、禽肉、红色肉类、动物内脏、鱼类、全谷类（如小米、大米、燕麦等）。锌在蔬菜和水果中含量较低。

碘

解读营养： 碘是人体必需的一种微量营养素，是合成甲状腺激素必需的成分，而甲状腺激素是身体发育所不可缺少的，正常的体格、认知行为和神经运动系统的发育均依赖于甲状腺激素。甲状腺激素也是调节人体物质代谢的重要激素，不仅调节热能代谢，促进蛋白质、脂肪和碳水化合物的代谢，还参与调节水、电解质代谢，促进蛋白质的合成与骨钙化，参与发育期小儿的身高、体重、骨骼、肌肉增长和性发育。从孕期开始，到宝宝出生直至2岁的脑发育临界时期，神经系统发育都必须依赖甲状腺激素。

中国营养学会推荐的4岁以下婴幼儿碘的日摄入量为：50微克。

缺乏表现： 如果宝宝缺乏碘，会发生智障及侏儒症，出现体格发育迟缓、智力低下等疾病，严重的可导致呆、傻及临床克汀病，还会引起贫血、低血压、脉搏缓慢等症状。

食物来源： 动物性食物的碘含量大于植物性食物。海产食物中含有丰富的碘（例如海带、紫菜、发菜、海参、海蜇、鱼油、虾等），因此从计划怀孕至孕期，妈妈都应注意适当摄取富含碘的食物，而给宝宝的辅食中也应适量加入海产品。

维生素类

维生素虽然在人体内含量很少，但是在人的生长、发育、代谢过程中却发挥着极其重要的作用，是维持人生命和健康所必需的营养素。由于人体不能合成或合成量不足以满足需要，所以必须从食物中摄取维生素，而蔬菜、水果、乳类、豆制品、动物内脏等都含有丰富的维生素。

维生素是一个庞大的家族，目前已知的维生素就有几十种。营养学上通常按维生素的溶解性将维生素分为脂溶性维生素（主要包括维生素A、维生素D、维生素E、维生素K等）和水溶性维生素（主要为B族维生素、维生素C等）两大类。以下几种维生素与婴幼儿健康最为密不可分。

维生素A

解读营养： 维生素A，又名视黄醇，其最明显的作用在于视觉方面。它参与视网膜内视紫质的形成，而视紫质是视网膜感受弱光线不可缺少的物质。摄取充足的维生素A可防治夜盲症和视力减退，维持上皮细胞组织的健康和增强免疫系统功能，对促进发育，强壮骨骼和维护皮肤、头发、牙齿、牙龈的健康极其重要，还能改善铁的吸收，防治缺铁性贫血。

中国营养学会推荐的维生素A日摄入量为：0~1岁婴儿400微克当量；1~3岁幼儿500微克当量。

缺乏表现： 缺乏维生素A的宝宝易皮肤干涩、粗糙，头发稀疏、干枯、缺乏光泽，指甲较脆、形状改变，眼睛结膜与角膜易发病变，轻者发生眼干、畏光、夜盲，重者黑眼仁混浊、溃疡，甚至导致失明。

食物来源： 维生素A最好的食物来源是各种动物的肝脏、鱼肝油、鱼卵、全奶、奶油、禽蛋等。植物性食物中的胡萝卜素在人体内也能转化为维生素A，胡萝卜、菠菜、豌豆苗、红薯、小白菜、苋菜、南瓜、芒果及桃子等是胡萝卜素的良好来源。

维生素D

解读营养： 维生素D又被称为"阳光维生素"，只存在于部分天然食物中，大多由人体的皮肤经阳光中紫外线的照射产生。维生素D能促进人体对钙、磷的吸收和利用。

中国营养学推荐的0~3岁婴幼儿维生素D的日摄入量为10微克。

缺乏表现： 缺乏维生素D，可出现与缺钙相似的表现，会导致婴儿骨骼钙化障碍以及牙齿发育缺陷，导致小儿佝偻病，易患龋齿。

食物来源： 阳光照射可增加维生素D，婴幼儿最好每日有1~2小时户外活动，但饮食上也需补充。鱼肝油和脂肪含量高的海鱼及鸡、鸭肝等动物肝脏、奶油、蛋黄等维生素D含量相对较高。

维生素C

解读营养： 维生素C，又名抗坏血酸，其在人体内仅可保留4小时，每天至少需从食物营养中补充两次。维生素

15

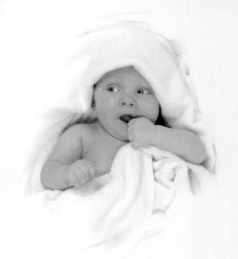

C可促进组织中胶原的形成，促进伤口的愈合，提高抗氧化能力，帮助吸收铁质，促进造血机能，分解叶酸，并能预防坏血病；还能维持免疫功能和牙齿、骨骼、肌肉、血管的正常功能，增加皮肤弹性，防治普通感冒。

中国营养学会针对婴幼儿推荐的维生素C摄入量为：0～1岁婴儿每日35～40毫克；1～3岁幼儿每日40～50毫克。

缺乏表现：维生素C性质不稳定，极易被氧化。膳食中缺乏维生素C，摄入量不足及烹调不当造成流失是宝宝缺乏维生素C的主要因素。婴幼儿缺乏维生素C，很容易感冒和被感染，缺乏活力。经常缺维生素C，还会表现出血倾向，如皮下出血、牙龈肿胀出血、鼻子出血以及伤口不易愈合等。

食物来源：维生素C主要来源于新鲜蔬菜和水果，比较适宜小儿的有西红柿、豌豆苗、洋葱、苦瓜、山药、芹菜、土豆、木瓜、大枣、苹果、柑橘类水果、柠檬、菠萝、猕猴桃、哈密瓜、葡萄等。

维生素E

解读营养：维生素E是一种具有抗氧化功能的维生素。对婴幼儿来说，维生素E对维持肌体的免疫功能、预防疾病起着重要的作用。它的主要生理功能是促进蛋白质更新合成，降低血浆胆固醇水平，调节血小板的黏附力和抑制血小板的聚集作用，还有抗衰老和维持正常生殖的功能。

中国营养学会针对婴幼儿的维生素E每日推荐供给量为：0～1岁婴儿每日3～4毫克（6月龄前3毫克，7～12月龄为4毫克）；1～3岁幼儿每日4～6毫克。

缺乏表现：婴幼儿缺乏维生素E，表现为皮肤干燥粗糙，缺少光泽，容易脱屑和引起生长发育迟缓等疾病。

食物来源：各种植物油（玉米油、花生油、芝麻油、麦胚油等）、谷物的胚芽、肉、奶类、蛋和许多绿色植物（如新鲜蔬菜等），都是维生素E的良好食物来源。

维生素B$_1$

解读营养：维生素B$_1$，又名硫胺素，是维持生命活动最重要的维生素之一，需要每天从食物中补充。维生素B$_1$可促进生长，帮助消化，增进食欲，促进食物中碳水化合物代谢转换为葡萄糖，改善精神状况，维持神经系统、肌肉、心脏的正常工作，防治神经炎和脚气病。

中国营养学会关于维生素B$_1$的推荐摄入量为：婴儿半岁前后每日0.2～0.3毫克；1～3岁幼儿每日0.6毫克。

缺乏表现：人体缺乏维生素B$_1$，可导致呼吸急促、心脏周围疼痛、眼睛肌肉麻痹、便秘、感觉迟钝、食欲不振、体重下降、倦怠疲劳、情绪沮丧失落等症状，还会引发脚气病，影响神经系统的正常功能。

食物来源：维生素B_1以谷物的皮和胚含量较高（如面粉、大米等），而瘦肉、动物内脏、杂粮、坚果类、豆类含量也较丰富。蔬菜水果中含量较少，但芹菜和莴苣叶中含量丰富。

维生素B_2

解读营养：维生素B_2，又名核黄素，参与碳水化合物、蛋白质、核酸和脂肪的代谢，可提高肌体对蛋白质的利用率，促进生长发育和细胞再生。它还可强化肝功能，调节肾上腺素的分泌，保护皮肤毛囊黏膜及皮脂腺的功能，促使皮肤、指甲、毛发正常生长，并帮助消除口腔内、唇、舌的炎症，增进视力，减轻眼睛疲劳。

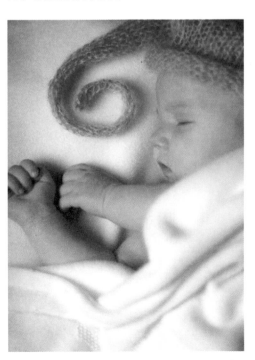

中国营养学会推荐的维生素B_2的参考摄入量为：婴儿半岁前后每日0.3～0.5毫克；1～3岁幼儿每日0.6毫克。

缺乏表现：缺乏维生素B_2时，会对视力产生不利影响，产生畏光症状，严重时眼睛会充血；同时还可引起皮肤、生殖器部位炎症，常见的症状有口角炎、唇炎、舌炎、眼结膜炎和阴囊炎等。

食物来源：人体不能储存维生素B_2，需要及时从食物中摄取。它广泛存在于动物与植物食物中，包括奶类、蛋类、各种肉类、动物内脏、鱼肉、谷类食物、新鲜蔬菜与水果中。

叶 酸

解读营养：叶酸是B族维生素中的一员，是人体新陈代谢的重要中间传递体，参与DNA和脱氧核糖核酸及血红蛋白的合成。叶酸可预防婴儿先天性神经缺陷，促进生长发育，增进皮肤健康，预防及治疗叶酸贫血症，还有助于消除忧郁和焦虑。

中国营养学会推荐的叶酸参考摄入量为：1～6个月婴儿每日65微克；7～12个月婴儿每日80微克；1～3岁幼儿每日150微克。

缺乏表现：孕妇缺乏叶酸，可引起严重的胎儿神经管畸形；婴幼儿缺乏叶酸，可发生营养性巨幼红细胞贫血。

食物来源：含叶酸较多的食物主要有绿叶蔬菜、水果、动物肝脏、肾脏、坚果、豆类及豆制品、全麦等。

维生素K

解读营养：人体对维生素K需要量很少，但新生儿却极易缺乏。它是促进血液正常凝固及骨骼生长的重要维生素，可防止新生婴儿出血疾病。深绿色蔬菜、藕及优酪乳是维生素K的极佳来源，鱼肝油、蛋黄、花椰菜、大豆油等也是不错的选择。

中国营养学会推荐的各年龄段儿童维生素K适宜摄入量为：每千克体重每日2微克，一般0～1岁婴儿每日为10～20微克。

缺乏表现：宝宝缺乏维生素K，易发生因轻微碰撞而瘀血的现象，严重缺乏时，宝宝的口腔、鼻子、尿道等处的黏膜部位易发无故出血。

食物来源：鱼肉、鱼子、坚果、深绿色蔬菜、藕及优酪乳是维生素K的极佳来源，鱼肝油、蛋黄、谷物、水果、大豆油等也是不错的选择。

维生素B₁₂

解读营养：维生素B₁₂是唯一含有矿物质的维生素，可促进红细胞形成及再生，预防贫血，维护神经系统健康；还能促进成长发育，增进食欲，调节情绪，帮助脂肪、碳水化合物和蛋白质代谢。

中国营养学会推荐的0～3岁婴幼儿维生素B₁₂的参考摄入量为：每日0.3～0.7微克。

缺乏表现：人体一般不易缺乏维生素B₁₂，但对于婴幼儿，则需注意合理的饮食调配。

食物来源：维生素B₁₂主要存在于动物性食物中，其食物来源主要有：动物内脏、肉类（如猪肉、牛肉、鸡肉、鸽子以及鱼肉、海鲜等），奶及奶制品中含有少量维生素B₁₂。

水是维持生命不可缺少的物质，是生物体最重要的成分之一，也是各类营养素发挥功能的重要基础中介物质。水能帮助代谢，调节体温，构成全身组织，对各种食物的吸收和代谢有携带作用。对于婴幼儿来说，白开水才是最好的饮料，而水的足量摄取也直接关系着宝宝的生长发育。对水的需要量可按体重计算，婴儿每日水的摄入量为每千克体重120～150毫升；1～3岁幼儿每日水的摄入量为每千克体重100～140毫升。

膳食纤维是保证宝宝不便秘的营养素，其良好的吸水性和膨胀性，可刺激消化液产生和促进肠道蠕动，利于毒素随粪便排出体外，以增进健康，防止便秘。天然植物性食物是膳食纤维的最好来源，水果、蔬菜、谷类、豆类都富含纤维素，但谷类加工越细，所含膳食纤维成分就会越少。0～1岁婴儿以乳类食物为主，在添加辅食的过程中，随着谷类食物、蔬菜、水果等的摄入，纤维素摄取量已有所增加，一般不作计量，但1～2岁幼儿每日应摄入5克，2～3岁幼儿每日摄入8克。

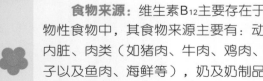

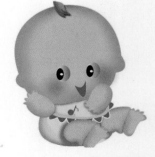

父母关心的几个营养问题

蛋白质吃得越多越好吗

在人体所需要的六大营养素中，蛋白质是最主要的，但蛋白质并非吃得越多越好。蛋白质吃得过多，有以下几方面的弊端：

增加肝脏的负担

由于胃和小肠来不及消化、吸收，过多的蛋白质完好无损地进入结肠，而结肠中所寄生的大量细菌会将蛋白质分解成许多对人体有害的胺类、硫化氢和氨气等，部分胺类和氨气可被肠壁吸收进入血液中，从而增加了肝脏的负担。

加重肾脏的负担

宝宝的消化器官还没有完全成熟，如果蛋白质摄取过量，蛋白质中的胺基酸在代谢时会增加含氮废物的形成，从而进一步加重肾脏的负担。

引发疾病

过多的蛋白质会引起肾小球动脉硬化症等疾病。

影响钙的吸收

过多的蛋白质可促使钙从小便中排泄，因此经常吃高蛋白饮食的人容易发生骨质疏松症。

专家提醒：由于母乳蛋白质氨基酸的组成优于牛奶，使得母乳蛋白质容易被吸收利用，所以母乳喂养的宝宝每日每千克体重需要蛋白质2克，牛奶喂养的宝宝每日每千克体重需要蛋白质3～5克。宝宝偶尔不吃肉时，也不要让宝宝形成自己不吃肉的观念，应照样创造让他吃肉的条件，而且给他吃些鲜嫩易咀嚼的肉，这样才利于动物蛋白质的摄取。从配方食品中给宝宝补碘也是安全、直接、有效的方式。宝宝吃下营养美味的食物（如婴幼儿营养米粉、高品质婴儿专用奶粉）的同时，也获取了足量的碘元素。

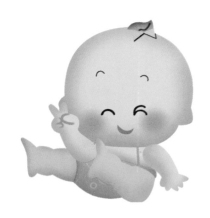

19

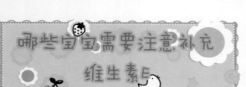

哪些宝宝需要注意补充维生素E

部分新生儿

有的新生儿（主要是早产儿）体内维生素E水平较低，可引起溶血性贫血，必须补充维生素E。

人工喂养的宝宝

母乳中维生素E的含量为每升2~5毫克，牛奶中的含量仅为母乳的1/10~1/2，因此人工喂养宝宝时要注意维生素E的补充。

饮食富含不饱和脂肪（植物油、鱼类油）的宝宝

由于维生素E的需要量受饮食中不饱和脂肪酸含量影响，所以在宝宝食物中含有较多植物油、鱼类油时必须注意维生素E的适当补充。

饮用以氯消毒的自来水的宝宝

如果宝宝平日饮用以氯消毒的自来水，就必须多摄取维生素E。

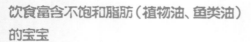

怎样尽可能保留食物中的B族维生素

维生素B$_1$、维生素B$_2$、维生素B$_6$容易氧化，所以相应的食物宜采用焖、蒸、做馅等方式加工。维生素B$_1$和维生素B$_2$，在碱性条件下会分解，而在酸性环境中可耐热，所以，可以在烹调时适

量加一点醋，以帮助B族维生素最大限度的保留。

专家提醒：由于B族维生素都是水溶性的，多余的部分不会留在体内，而是排出体外，所以，要每天都从食物中补充摄入。另外，B族维生素之间有协同作用，一般尽可能摄取全部的B族维生素，要比分别摄取效果更好。

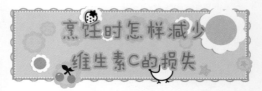

烹饪时怎样减少维生素C的损失

维生素C极易因烹饪而流失，所以应注意：不要将食品切得太细；尽量采用蒸的办法；煮食物时，少用水以减少维生素C的浸出；用水煮时，应先将水烧开，然后将食物放入，将锅盖紧以减少氧的进入；烹调时间尽量短；食品不要曝晒，以免阳光破坏维生素C。

专家提醒：因为维生素C不能在体内储存，所以每天都应摄入一定量的维生素C。维生素C对热敏感，在烧煮食物时会被部分地破坏。

宝宝缺碘了怎么办

如果宝宝缺碘，除应适当食用一些富含碘的天然食品外，还可通过以下途径补充：

母乳喂养可补碘

母乳喂养的婴幼儿尿碘水平高出其他方式喂养的1倍以上。母乳喂养时期只要供给母体足够的碘，宝宝就不

会发生碘缺乏。哺乳期的妈妈每天至少要摄入200微克碘，才能满足母婴两人的碘需要量，有效地预防碘缺乏对母婴的危害。

配方食品可补碘

从配方食品中给宝宝补碘也是安全、直接、有效的方式。宝宝吃下营养美味的食物（如婴幼儿营养米粉、高品质婴儿专用奶粉）的同时，也获取了足量的碘元素。

坚持用合格碘盐

正确食用碘盐，就可以吸收足够的碘。食盐加碘是一种持续、方便、经济、生活化的补碘措施，但是不要误认为补碘就要多吃碘盐。小于1岁的宝宝每日给予1～1.55克碘盐就能满足需要。

专家提醒：除了日常饮食补碘外，千万不要给宝宝盲目使用药物补碘。即使怀疑宝宝缺碘，也应去医院检查，在医生的指导下补碘。

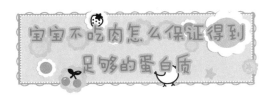

宝宝不吃肉怎么保证得到足够的蛋白质

通过其他食物补充蛋白质。虽然肉是补充蛋白质的首选食品，但宝宝不吃肉也不必过于担心，因为奶类、豆制品、鸡蛋、面包、米饭、蔬菜等其他食物中也含蛋白质。如果每日平均喝2杯奶、吃3～4片面包、1个鸡蛋和3匙蔬菜，加起来的蛋白质总量也有30～32克，基本上能满足宝宝的生长需要。

肉食一定要做得软、烂、鲜嫩。宝宝之所以不爱吃肉，是因为肉比别的食物咀嚼起来更费力，因此肉食一定要做得软、烂，并且鲜嫩可口。

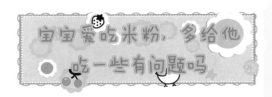

宝宝爱吃米粉，多给他吃一些有问题吗

米粉富含碳水化合物，虽然碳水化合物是人体摄入量最多的一种营养素，但吃得过多也不利于健康。

引起肥胖。过多的碳水化合物会在体内转变成脂肪，引起肥胖。

造成其他营养素的缺乏。宝宝摄入过多碳水化合物后就会少吃其他营养丰富的食品，不仅容易造成蛋白质、脂肪以及脂溶性维生素缺乏，而且会造成钙、铁等矿物质的缺乏。

导致免疫力低下。婴儿期的宝宝摄入过多碳水化合物，会导致免疫力低下，容易患传染性疾病。

一般来说，碳水化合物所产生的热量以占食物总热量的50%～60%为好，若按重量计算，碳水化合物应是蛋白质和脂肪重量的4倍左右，太多或太少都不利于健康。

小提醒：半岁以上、1岁以内开始添加辅食的宝宝，也要控制糖的摄取量，适当减少饼干等含糖食品，在两餐之间不吃或少吃糖果等零食。

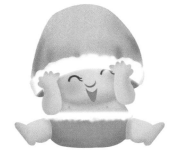

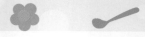

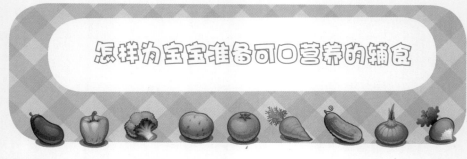

怎样为宝宝准备可口营养的辅食

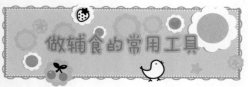

做辅食的常用工具

宝宝出生4个月以后，合理地添加辅食是保证其营养全面、健康发育的重要保证。要想方便、卫生地给宝宝制作辅食，妈妈要先专门准备一些操作便利的哺喂用具，带着深深的母爱和愉快的心情制作辅食，宝宝一定会喜欢。

其实，制作婴儿辅食并不需要使用特殊的工具。有哪些辅食制作工具必不可少，又更方便实用呢？

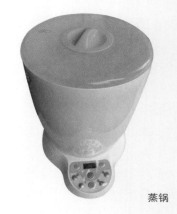

蒸锅

厨房的一般工具

菜板：菜板是需要多次使用的辅食工具，要常洗、常消毒。最简单的消毒方法是开水烫，也可以选择日光晒。最好给宝宝用专用菜板制作辅食，这对减少交叉感染十分有效。

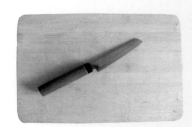

菜板·刀具

刀具：给宝宝做辅食用的刀应与成人做饭用的刀分开，以保证清洁。每次做辅食前后都要将刀洗净、擦干，减少因刀具不洁而污染辅食的可能。

蒸锅：用来蒸熟或蒸软食物，蒸的食物口味鲜嫩、熟烂、容易消化，能在很大程度上保存食物营养。选择常用蒸锅就可以，也可选用小号蒸锅，最好是

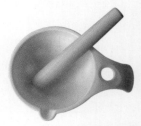

磨泥器

备一个以供宝宝专用。

消毒用的蒸煮锅应该大一些，便于放下所有器具，一次完成消毒过程。但一些塑料制的辅食制作工具不宜直接以蒸煮的方式高温消毒，需要特别留意。

专用工具

以下这些工具都是制作辅食的常见工具，妈妈可根据自己的实际情况选择，但前提是要质量好、材质稳定、容易清洁。

小汤锅： 烫熟食物或煮汤用，也可用普通汤锅，但小汤锅较为方便、省时、节能。

磨泥器： 即研磨棒和研磨碗，可将食物磨成泥，是辅食添加前期的必备工具，在使用前需用开水浸泡一下消毒。研磨棒要原木制的，安全无毒，易于抓握和研磨。研磨碗内纹了研磨脊，能防止食物粘附，配合研磨棒可更细致地捣碎纤维食物，研磨各类食物。

磨擦器： 可细致地将坚硬的蔬菜、水果和事先煮熟的肉类快速磨碎。可根据宝宝月龄的增长和处理食物的不同，选用不同网眼的磨擦器，以便于制成不同大小的碎末。用后一定要刷洗干净，下次使用前要用开水浸泡消毒。

榨汁机： 宝宝4个月后可添加果汁和菜汁，榨汁机也是必不可少的。最好选购有特细过滤网、带有搅拌功能、可分离部件清洗的。这样用来榨果汁、蔬菜汁等可直接过滤，也可帮助制作泥状辅食，如南瓜泥、土豆泥、红薯泥。可将食材切成小块煮熟，放入榨汁机几秒钟，即可打出又滑又香的食物泥。另外，还可以把坚果类食物打碎成末，如花生仁、核桃仁、芝麻、榛子等。

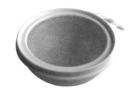

过滤器

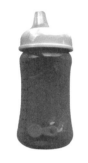

计量器具

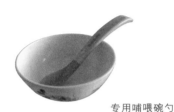

专用哺喂碗勺

专用哺喂小勺

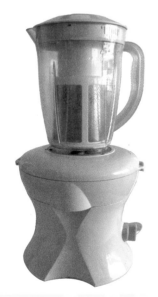

榨汁机

23

过滤器：一般的过滤网或纱布（细棉布或医用纱布）都可，每次使用之前都要开水浸泡消毒，用完洗净晾干。过滤后的食物会变得更为细腻、光滑，容易喂食。一般用研磨棒挤压水果泥、菜泥等需使用过滤网。

计量器具：用来计算辅食的量，只要是固定的容器就可以。最常用的是量杯和量匙，测量辅食原料用量和水量会经常用到。量杯宜选可耐高温的玻璃杯，能直接用微波炉加热。

专用哺喂碗勺：市场上婴儿专用的碗、勺品种十分丰富，但功能差异较大，所以选择知名品牌产品最为安全实用。需要注意的是，在宝宝六七个月后开始长牙的时期，喂食时可选择软头勺，这样更有利于喂食和保护宝宝的牙床。

温馨提醒：现在市面上有很多制作辅食的套装工具，如婴儿食物研磨组、宝宝食物立方容器、蔬果切割器等，它们的优点是能做到宝宝专用，妈妈可酌情选择。但在给宝宝制作辅食时一定要注意卫生，一般要选易清洗、易消毒、

形状简单、颜色较浅、容易发现污垢的用具和餐具。塑料制品要选无毒、开水烫后不变形的，玻璃制品要选不易碎的。给宝宝使用的辅食用具一定要用不锈钢的，不能用铁、铝制品，以防因器具选材不当而增加宝宝肾脏的负担。

辅食制作要点

清洁消毒

辅食直接关系着宝宝的营养和健康，在为宝宝准备辅食时，清洁干净是第一要素。需用的案板、锅铲、刀具、碗勺等用具一定要充分洗净，用沸水（或消毒柜）消毒后再用。有条件时最好专门为宝宝单独准备一套烹饪用具，以防交叉感染。

选用优质原料，单独制作

制作辅食选用的食材、原料最好是没有污染的绿色食品，应尽可能新鲜，

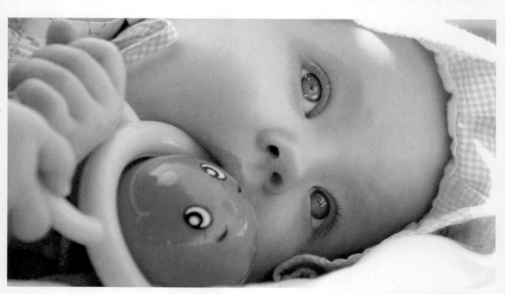

制作前应仔细筛选和清洗。

宝宝的辅食一般都要求清淡和细烂，应单独制作，不宜与成人的食物混合在一起做。

选用合适的烹调方法

为宝宝制作辅食的时候，应避免长时间的烧煮、油炸、烧烤，要根据宝宝咀嚼和吞咽能力的发展以及食物的质地来选择烹调手法，一般以蒸、煮相对多一些。食物的调味也应根据宝宝的需要来调整，不能以成人的喜好来决定。

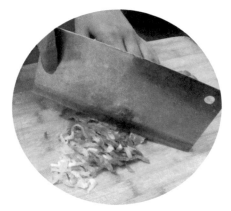

带叶蔬菜切末

现吃现做

给宝宝的辅食提倡现吃现做，这样才能保证食物的口味和营养，最大限度避免食物被细菌污染。因此，一般不要给宝宝吃上顿剩下的食物。当然，为了方便，准备生的原料（如肉糜、碎菜等）时，可适当多备一点，根据每次辅食用量多少分开，用保鲜膜密封后入冰箱保存，但保存时间也不宜超过2天。

食物怎样切

为了让宝宝吃起来更容易，食物更易消化，一定要将蔬菜的纤维切断。一般是顺着食物纤维方向横切断，而蔬菜纤维切断后捣碎研磨的工序也会变得十分容易。

根茎类蔬菜切末：先切断纤维并切成薄薄的片，将若干薄片重叠，细细切

成丝之后再将丝横过来，继续从头细细地切成末。

带叶蔬菜切末：先煮一下，滤干水分后，从一端开始细切一遍，之后转到保持与切菜板平行的位置，一手按住刀的前端继续细细地切。

切丝：先将食物切成薄薄的片，再将若干薄片重叠放，从一端开始切细丝。

切丁：把已经切成适当长度（或成条）的食物（如胡萝卜、莴笋）从中间平分切开，再继续以一定厚度从每个平分段中间平分切开，直至成大小均匀的丁。也可以从一端开始均匀切丁。

切段：细长的蔬菜（如葱、小黄瓜）要从一端开始按照一定的厚度逐步切下来。

切分瓣：西红柿、洋葱、苹果等圆形的蔬果从中间竖着切开，然后从中间开始以放射状切开。

切薄片：肉或鱼应顺着刀锋摆放好，左手轻轻压在上面，然后轻轻地切下薄薄的片。

25

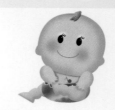

煮食物的方法

掌握煮食物添加水的技巧。一是加水到食物在锅里可以露出一点；二是将食物入锅后加水至恰好浸没住食物，从水面上看不到食物；还有就是食物放入锅后，加水至完全浸没，并使之完全沉入水底。

煮根茎类食物：将食物放入锅里加好水，上火煮沸后将火关小，继续加热煮至食物完全柔软即成。

煮绿叶蔬菜：锅加水上火烧至沸腾后加入要煮的蔬菜，如果是有根部的蔬菜，要将不容易煮熟的根部先放入锅中。

煮肉片：煮切成薄片的肉时，要先把水烧沸，将肉片展开一片片放进去，待肉表面颜色完全变白后捞出。

煮鱼片：煮切成薄片的鱼肉时，也要先把水烧沸，再加入鱼肉，待表面变色后再继续稍煮一下，让食物内部也充分煮熟。

煮绞肉：锅加水上火烧沸，将绞肉放入茶漏网，一起放入锅中煮，一边轻轻搅拌一边煮至肉末变成白色熟透。

食物研磨碾碎的基本方法

食物煮软后将水分滤干，趁着还有余温时放入研磨用的小碗中逐块捣碎，动作不可太大，要轻轻地碾碎。注意要将食物（特别是蔬菜类）切成小块后再磨碎，块太大不容易研磨。如果感觉碾碎的食物仍然稍硬，要加入少许汤汁（或果汁）用小勺充分地搅拌调和。对于需要给宝宝过滤的食物，煮熟后应先滤干水分，然后放在过滤网上，用勺子轻轻按压，待食物过滤完后，可将粘在过滤网下面的部分食物也刮下来。

用手来碾碎食物：将食物煮至熟软后将水分滤干，趁热用保鲜膜包裹2~3层，用手指进行按压碾磨成泥状或碾碎。

用擦板擦碎食物：要将去好皮的食物（如胡萝卜、土豆）顺着纤维可被切断的方向擦刮。

食物调糊

制作辅食很重要的一个方法就是调制糊状食物，淀粉是常用的基本原料。将淀粉和水以1：2的比例调成淀粉糊，然后倒进烧沸的煮食物的汤锅里充分搅拌，即可达到需要的糊状。

有助于调糊的食物：

土豆：削皮后擦磨好，之后加入汤汁中加热煮糊。也可先将土豆去皮切成小块后蒸熟，然后适当加入汤汁研磨成糊。

豆腐：将豆腐研磨（如选冻豆腐干，要先擦磨好）后加入汤汁中加热。也可先将豆腐切好，煮或蒸熟后，再加入适量汤汁研磨成豆腐糊。

香蕉：去皮碾碎即可，可把去皮的香蕉用开水烫一下以进行消毒。若感觉碾碎的香蕉太黏稠，可加入适量果汁、牛奶或汤汁调和搅拌。

面包屑：可加入汤汁后加热。配合断奶食品进程，婴儿尚小时如觉得颗粒太大，可再细细进行过滤研磨。

酸牛奶：可加入适合的断奶食品中充分搅拌。

常见婴儿辅食巧手做

粥的制作

用米煮粥：取米约1/4碗淘洗干净，滤干水分，然后把米和约2.5杯水放入锅里，放置20分钟左右，让米粒吸足水分。开中火煮粥，烧沸后转小火煮20～25分钟，关火后盖着锅盖焖7～8分钟，然后放入碗中研磨，将米粒捣碎。

用米饭煮粥：将米饭1/2杯（约120克）和2杯水同时放入锅内，轻轻搅拌后开中火，煮开后转小火。继续煮10分钟左右，关火后盖上锅盖焖7～8分钟，然后放入碗中研磨，一边碾碎一边调和成糊状。

制作粥和软饭的加水量参考：

10倍水的粥：米和水的比例为1∶10，米饭和水的比例为1∶4，适用于4～6个月宝宝。

7倍水的粥：米和水的比例为1∶7，米饭和水的比例为1∶3，适用于7～8个月的宝宝。

5倍水的粥：米和水的比例为1∶5，米饭和水的比例为1∶2，适用于9～11个月的宝宝。

软饭：米和水的比例为1∶2，米饭和水的比例为2∶1或1∶1，适用于12个月～1.5岁的宝宝。

面包粥：将去了外皮的面包掰碎后放入锅里，加入牛奶后开小火，轻轻搅拌煮成糊状。根据宝宝的需要，还可再放入碗中细细研磨调和。

蔬菜水（汤、汁）的制作

选择一种适合的新鲜蔬菜约200克，择洗去皮后切碎（或小块）。放入锅中后加3～4杯水，用大火烧开后转小火，继续煮约5～10分钟。在煮的过

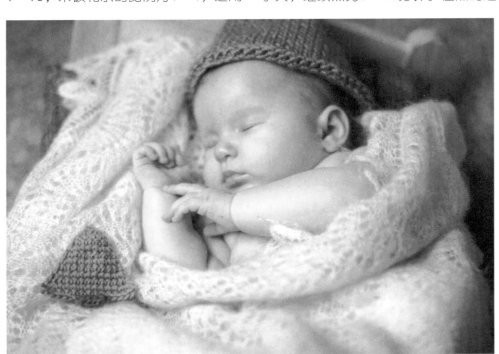

程中要撇除出现的飞沫，然后用细网笊篱过滤出蔬菜汁便可。也可待温度适宜后，用消过毒的纱布挤压出菜汁即可。菜水（汁）要随煮随用，因为放置后其中的营养成分，特别是维生素C会被破坏流失。

适合给宝宝做汤水的蔬菜选择没有特别的要求，一般只要没有刺激的味道、飞沫比较少的都可以。推荐比较常用的卷心菜、胡萝卜、苋菜、胡萝卜、油菜、白菜、青菜梗等。不适合给宝宝做蔬菜汤的常见蔬菜有带有特殊气味的芹菜和会产生较多飞沫的菠菜。

菜泥的制作

取新鲜胡萝卜、土豆、南瓜、红薯，洗净、去皮后放入锅中蒸熟或加水煮熟，取出放在碗内用勺压碎。也可选青菜叶，用开水煮5分钟，将菜煮烂，把煮烂菜叶放在清洁的不锈钢滤网过筛，筛下的泥状物即菜泥。为增加口感，可加几滴熟植物油或香油。

新鲜果汁制作

为婴儿准备的果汁，必须是新鲜的，不能含任何人工添加剂，因此不提倡直接购买商场里的成品果汁。爸爸妈妈每天都应抽出一点时间为宝宝制作一份新鲜的自制果汁，这是保证果汁营养和质量的最好方法，不过一定要注意清洁卫生。

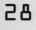

选择时令水果。不要一味以营养素含量的多少作为选择水果的标准。对宝宝来说，新鲜的时令水果才是最好的选择。如春天的樱桃、橘子，夏天的西瓜、蜜桃，秋天的梨、苹果，而冬天也可选苹果、橘子等。

准备用具、清洗水果。将刀、削皮器、过滤网、杯子、小碗、小勺、榨汁机、案板等都清洗干净，用开水烫一下消毒。将要用的水果用果蔬清洁剂洗净，用清水浸泡一会儿，然后再冲洗干净。

榨汁。将水果切成小块，放入榨汁机中榨取果汁，将榨出的果汁用过滤网过滤好。

冲兑。对于4个月的宝宝，刚开始添加果汁时，纯果汁浓度太高了，专家建议按1：1的比例加入适量温开水调匀，不要加糖。随着宝宝月龄的增加再逐步加大果汁的浓度。

果泥的制作

取适量新鲜的水果（苹果、梨、桃、草莓、香蕉、猕猴桃等均可），洗净后削皮，用勺子刮出泥状果肉，即果泥。

鱼泥、肝泥的制作

取新鲜鱼类（如鲫鱼、黄鱼、鳜鱼等）、新鲜动物肝脏（如鸭肝、鸡肝、猪肝等）。将鲜鱼剥去鱼皮、鱼刺，取净鱼肉适量，放入锅中蒸熟或加水煮熟，取出放在盘中再反复清除小鱼刺，压磨成泥状后可直接食用，或添加到粥、烂面条中。

肝泥的制作方法与鱼泥类同，将新鲜的动物肝脏洗净，去筋切碎，放入碗中，加适量水蒸熟，再研磨后即成。

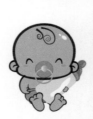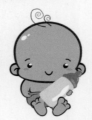

1～3个月宝宝父母关心的喂养问题

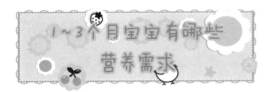

1～3个月宝宝有哪些营养需求

吃母乳的宝宝需要喂水吗

对于新生宝宝来说，最理想的营养来源莫过于母乳了。母乳中的各种营养，无论是数量比例还是结构形式，都最适合小宝宝食用，是这一阶段宝宝唯一的食物。如果母乳不足或完全没有，就要选择相应阶段的配方奶粉，定时定量地哺喂。配方奶粉中的营养成分与母乳十分接近，能基本满足宝宝的营养需要。

新生宝宝，特别是冬季出生的宝宝，比较容易缺乏维生素D。为尽早预防佝偻病，同时适量补充维生素A，出生两周后就可以开始给宝宝喂含有维生素A、维生素D的鱼肝油和适量钙剂，每天1次。

除鱼肝油和钙剂以外，1～3个月母乳喂养的宝宝一般不需要添加其他辅食。但是，对于非母乳喂养的宝宝，从第2个月起，可以酌情适量添加菜汁、果汁、清米汤。

一般来说，1～3个月用纯母乳喂养的宝宝，可不额外喂水，但一般宜适当少喂一些水。

首先，母乳中的水分基本能满足宝宝的需要。母乳中含有宝宝成长所需的一切营养，其中70%～80%的成分都是水，能满足宝宝对水分的要求。

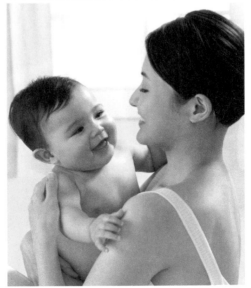

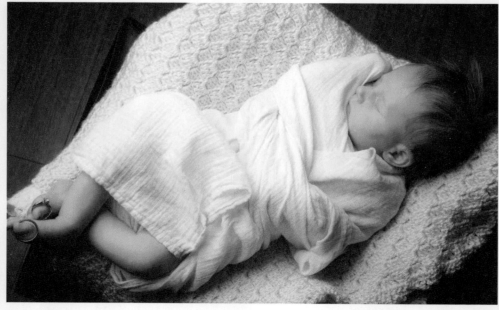

其次，如果过多地给宝宝喂水，会抑制宝宝的吮吸能力，使他主动吮吸的母乳量减少，不仅对宝宝的成长不利，还会间接造成母乳分泌减少。

另外，必要时适当喂水并无妨。母乳喂养的宝宝可不额外喂水，并不是说一点水都不能给宝宝喂，偶尔给宝宝喂点水是不会有不良影响的。特别是当宝宝生病发烧时，夏天常出汗而妈妈又不方便喂奶或宝宝吐奶时，宝宝都较容易出现缺水现象，这时喂点水是非常必要的。

大并适应了果蔬汁的味道，消化道也无接受问题、能消化果蔬汁后，可逐渐改为直接喂原汁。喂果蔬汁时要多观察宝宝的大便，如果有拉稀现象，可暂停添加，看看是否是果蔬汁不被消化所致。如果是，就要调整果蔬的种类。一般苹果汁会有助于宝宝的消化，番茄和油菜汁喂多了可能使宝宝大便变稀，西瓜汁有助于宝宝夏季清火解暑，妈妈可根据自己宝宝的消化特点和季节变化予以选择和准备。

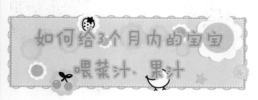

如何给3个月内的宝宝喂菜汁·果汁

3个月内非母乳喂养或混合喂养的宝宝，一般都要喂经过稀释的果蔬汁，量也要少一些，以免引起宝宝腹泻或呕吐，然后逐渐加量加浓，等宝宝逐渐长

如何选择鱼肝油

选择不含防腐剂和色素的鱼肝油，避免宝宝叠加中毒；选择不加糖分的鱼肝油，以免影响钙质的吸收；选择新鲜纯正口感好的鱼肝油，使宝宝更愿意服

用；选择不同规格的鱼肝油，有效满足婴幼儿成长期需求；选择单剂量胶囊型的鱼肝油，避免二次污染；选择铝塑包装的鱼肝油，避免维生素A和维生素D氧化变质；还要注意选择科学配比3：1的鱼肝油，避免维生素A过量，导致宝宝中毒；最后，选择知名企业生产的鱼肝油，相对比较安全可靠。

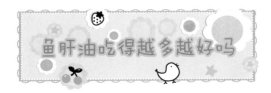

鱼肝油吃得越多越好吗

鱼肝油能提高宝宝的抵抗力，防止夜盲症和佝偻病。因此有些妈妈认为鱼肝油是补品，多多益善，其实并非如此。有些妈妈看见宝宝多汗，认为是缺钙引起的，不断给宝宝吃鱼肝油；还有的妈妈给宝宝同时服用不同品牌而实质相同的鱼肝油制品，这些都会导致宝宝摄入维生素A、维生素D过量，甚至可导致发生中毒。

特别指出的是，一旦怀疑是鱼肝油摄入过量，要立即停服鱼肝油制品和钙剂。

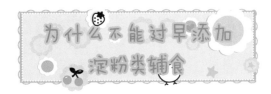

为什么不能过早添加淀粉类辅食

许多妈妈在碰到宝宝食欲旺盛、半夜三更常出现饥饿性哭闹时，认为淀粉类食物耐饥，故晚上睡觉前给宝宝喂米粉糊等，以求夜间的安宁。也有的妈妈因母乳不够而给宝宝添加米粉等，以为既有营养又能满足宝宝的食欲，但殊不知过早添加淀粉类辅食会影响宝宝的正常发育。

导致宝宝消化不良。 出生后至4个月前的宝宝唾液腺发育尚不成熟，不仅口腔唾液分泌量少，淀粉酶的活力低，而且小肠内胰淀粉酶的含量也不足。如果这时盲目添加淀粉类辅食，常常会适得其反，容易导致宝宝消化不良。

造成宝宝虚胖。 过多淀粉的摄入，势必影响蛋白质的供给，造成宝宝虚胖（俗称"泥糕样"体质），严重的宝宝还会出现营养不良性水肿。

影响其他营养素的供给。 淀粉类食品的过早添加，还直接影响乳类中钙、磷、铁等营养物质的供给，对宝宝正常发育产生不利的影响。

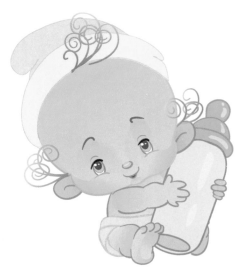

31

1~3个月宝宝的典型食谱

葡萄糖水

【食材备料】

开水100毫升，葡萄糖5克。

【妈妈用心做】

1.奶瓶、奶嘴、汤匙等用开水煮一下消毒，在奶瓶中加入5克葡萄糖，再缓缓倒入100毫升温开水。

2.拧紧瓶盖，注意手不要碰到奶嘴，轻轻摇匀，晾至温热再喂食宝宝。

【宝宝营养手记】

宝宝满3个月后，可开始少量增加如淡糖水、青菜水、橘子汁、西红柿水等润肠的辅食，有利于预防便秘。

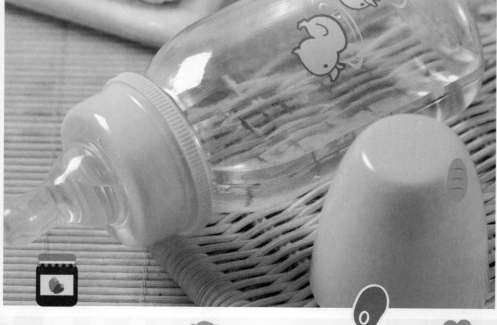

苹果水

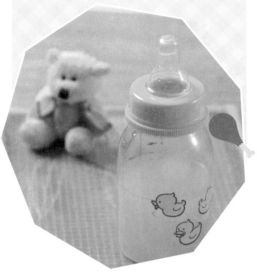

西红柿汤

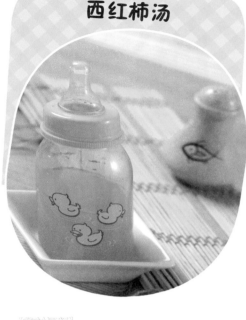

【食材备料】

新鲜苹果200克（约1个）。

【调调用心做】

1.苹果洗净，削皮，切开后去核，取果肉切成小块。

2.将切好的苹果块放入锅中，按果肉与水约1∶3的比例加入清水，置火上烧开后再煮5~6分钟。

3.去掉苹果渣，滤出苹果水，待稍凉给宝宝喂食。

【宝宝营养手记】

选用一些适合宝宝的新鲜水果，制作成糖水、果汁或辅食，适当加入宝宝日常饮食中，对提高免疫力很有帮助。但婴儿肠胃功能还很脆弱，应挑选熟透、无酸味的苹果。没用完的水果大人最好吃掉，再做时用新鲜的。还可以加一点婴儿专用葡萄糖或白砂糖，但不宜多。

【食材备料】

新鲜西红柿1个。

【调调用心做】

1.西红柿洗净，刀和砧板分别消毒，然后把西红柿切成块。

2.锅中烧适量开水，下西红柿块煮透，滤去西红柿渣，取汤水装入奶瓶，晾温后给宝宝喂食。

【宝宝营养手记】

西红柿的维生素含量极为丰富，对宝宝生长发育很有帮助。但在喂奶之前不宜给宝宝喝西红柿汤，因为空腹时胃酸增多，喝西红柿汤可能会造成宝宝胃不适和腹痛。

也可把西红柿去皮用开水烫软，切成小块后榨取汁（或用汤匙、研磨棒压磨后取汁），加入等量温开水调匀。但此时一次只宜选用一种新鲜的果蔬来做，刚开始可取10~20毫升的原汁调制，慢慢再增加分量和浓度。

33

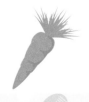

油菜水

【食材备料】

嫩油菜100克。

【妈妈拍心做】

1.油菜择洗干净,取嫩的部分切成小段。

2.锅内加水烧开,放入油菜段,菜与水的比例约为1:3,煮5~7分钟。

3.滤去油菜渣,倒出菜水,装入奶瓶。注意菜渣一定要过滤干净,可多过滤一次。

【宝宝营养手记】

油菜的营养价值很高,其中钙、磷、钾等矿物质含量丰富,也不用担心宝宝过敏,是绝对安全的食物。给宝宝添加喂食适量菜水有利于其生长发育和肌肤的水嫩,特别是能帮助上皮组织的发育。

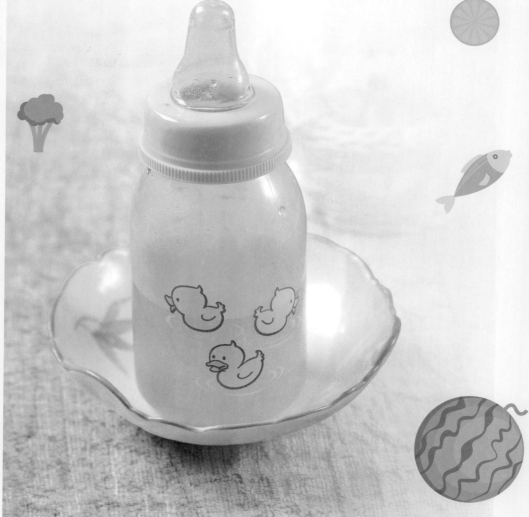

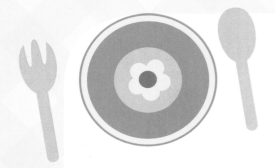

PART 2

4~6个月宝宝的营养辅食

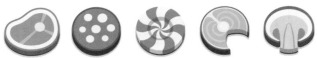

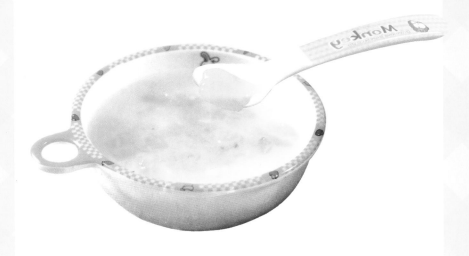

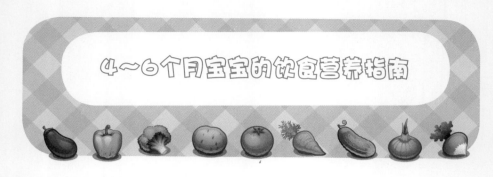

4~6个月宝宝的饮食营养指南

优质宝宝营养辅食方案

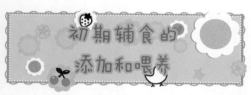

初期辅食的添加和喂养

4个月的宝宝

4个月以上的婴儿生长发育进入了一个新的阶段，其消化器官及消化能力逐渐完善。由于活动量的增加，消耗的能量也增多，此时的喂养要比4个月前复杂了。在这一时期仍应以母乳喂养（或婴儿配方奶）为主，可开始适当添加少量辅食。如果母乳分泌较少，在母乳基础上牛奶喂养量可维持在每天300~600毫升。喂乳次数可减少至每天5次，上、下午各2次，晚上睡觉前1次，夜间视情况可不再喂乳。在这一时期应加喂半流质的辅助食物，为宝宝以后吃固体食物开始做准备。除了可加喂米汤、米糊、菜汁、果汁外，还可酌情添加水果泥、蔬菜泥等辅食，使宝宝获得更全面的营养补充。另外，应在医生指导下加喂鱼肝油，一般每次1滴，每天1~2次。

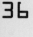

5个月的宝宝

5个月的婴儿食物还应以母乳或其他代乳品为主，喂养方式和时间可以按4个月的方法进行。在辅食添加方面，

如果宝宝的消化吸收情况良好，大便正常，可以稍微增加果泥、菜泥的喂食量。同时，由于宝宝体重和活动的增加，除了以上食品外，还需补充淀粉类食物，如米粉糊、稠米汤、烂米粥、软面条等都可选择。此时婴儿消化道内淀粉酶的分泌量明显增加，及时添加淀粉类食物不仅能补充乳品能量的不足，还可以培养宝宝咀嚼的习惯。另外，可添加一些由蛋黄、鳕鱼、黄鱼等制作的泥类，同时，仍需加喂鱼肝油，每次1滴，每天1~2次。

6个月的宝宝

6个月的婴儿对能量和营养成分的要求更高了，需要继续坚持母乳喂养，即主食上还应以母乳或配方奶为主。但可逐渐延长喂奶间隔，减少每次喂奶的时间，并逐渐增加辅食的数量。一般情况下，宝宝每天可吃2次粥，每次可给半小碗，还可以吃少量碎面条，鸡蛋黄视情况可增加到每天1个。此时许多宝宝已经开始出牙，在辅食中可加入鱼末、动物血等多种营养食物，并根据情况给宝宝吃一点点固体食物，如碎饼干、面包等，在促进牙齿萌出的同时开始让宝宝锻炼咀嚼能力。

36

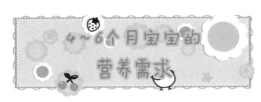

4～6个月宝宝的营养需求

4个月的宝宝

出生后的第4个月，宝宝体内的铁、钙、叶酸和维生素等营养元素会相对缺乏。为满足宝宝成长所需的各种营养素，从这一阶段起，妈妈就应该适当给宝宝添加淀粉类和富含铁、钙的辅助食物了。

5个月的宝宝

此阶段的宝宝生长发育迅速，应当让小宝宝尝试更多的辅食种类。在第4个月添加果泥、菜泥和蛋黄的基础上，这个阶段可以再添加一些稀粥或汤面，还可以开始添加鱼、肉。当然，宝宝的主食还应以母乳或配方奶为主，辅食的种类和具体添加量也应根据宝宝的消化情况而定。

6个月的宝宝

从第6个月起，宝宝身体需要更多的营养物质和微量元素，母乳已经逐渐不能完全满足宝宝生长的需要，所以依次添加其他食品越来越重要。这个阶段的宝宝可以逐步增加肉泥、鱼泥、肝泥的喂食量。其中鱼泥的制作最好选择平鱼、黄鱼、马鱼等肉多、刺少的鱼类，以便于加工成肉泥。

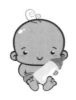

4～6月龄宝宝的膳食安排宜和忌

建立良好的喂食环境

4个月的宝宝刚刚增加辅食时，应当选择光线柔和、温度适宜、相对安静、干扰小的环境，这能使宝宝心情舒畅、情绪稳定，有利于快乐进食和营养素的消化和吸收。

不宜过早加餐

一些父母在宝宝不到4个月时就开始加餐。专家建议，应尽量避免在婴儿4月龄前添加辅食。过早添加辅食，虽然补充了一些母乳外的能量和营养素，但会使婴儿的母乳摄入量迅速降低，导致总的能量和营养素摄入明显减少，甚至会导致过早断奶，还可能导致日后儿童肥胖。

不要给满3个月前的宝宝喝果汁

专家建议，至少4个月以后再给宝宝添加果汁，纯母乳喂养的宝宝满6个月以后再喝果汁也不迟。果汁中含糖量较高，过早添加果汁会影响宝宝早期奶量的摄入，尤其对母乳喂养的宝宝来说，会减少吸吮次数，降低乳汁的分泌量。另外，果汁一般偏酸性，过早添加不利于胃肠道发育。

不可用果汁制品代替水果

新鲜水果不仅含有完善的营养成分，还可锻炼咀嚼肌和牙齿功能，刺激睡液分泌并增进食欲。而各类经过加工的果汁制品会损失不少营养素，还多半

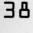

优质宝宝营养辅食方案

添加香精、色素等成分，对婴儿健康不利。

辅食不要添加过多

给4～6个月的婴儿及时添加辅食，重点其实是训练宝宝习惯另外一种进食方式，并非以补充营养为唯一目的。这个阶段辅食要少量，过量加入辅食往往会造成宝宝腹泻，还可能导致母乳喂养失败。

别着急喂固体食物

从宝宝出生后第4个月开始，妈妈多半开始准备给宝宝添加辅食。但要注意的是，由于宝宝舌头动作与吞咽技巧还不熟练，消化功能还非常不完善，故此时不可急于添加固体食物。另外，宝宝多半要到六七个月时才会长牙，所以，宝宝在此之前的主要动作是吸吮而不是咀嚼。

不宜给腹泻宝宝减餐

宝宝腹泻期间和之后，应采取少量多次的方法继续给宝宝正常进食，不能减少食物。这样做既可保证婴儿正常发育，又能加速其肠功能的恢复。

只宜给宝宝添加蛋黄

6个月内的小婴儿会对鸡蛋清过敏，辅食中不宜添加。4～8个月的婴儿在辅食添加时应只吃蛋黄，一般从尝试1/4个开始，到1/2个，再逐渐增加到1～1.5个蛋黄，一般应安排在两顿奶之间喂食蛋黄。等到宝宝10个月后再吃整个的鸡蛋。

38

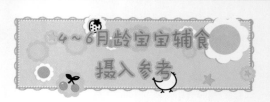

4～6月龄宝宝辅食摄入参考

母乳喂养或婴儿配方奶粉，每天共800毫升奶量。

每日辅食：尝试食物味道，培养进食兴趣，少量添加，以不要影响乳类摄入量为主。

1～2勺稠粥（或10～25克米粉）+1～2勺蔬菜泥（或1～2勺水果泥）+1/4～1/2～1个蛋黄。

每天可分开给宝宝尝试1～2次。

辅食种类如下：

谷类食物： 如米粉糊、米粥、麦粉糊等。

蔬菜水果类食物： 蔬菜如胡萝卜、油菜叶、小白菜叶、菠菜、苋菜、西红柿、土豆、南瓜、红薯等，可制成菜汁、菜泥。新鲜水果如苹果、桃、香蕉、梨、西瓜等都可选用，可制成果汁、果泥。

豆类食物： 如大豆蛋白粉、豆腐花、嫩豆腐等。

动物性食物： 如蛋黄、无刺鱼肉、动物血、动物肝脏等，其中动物肝和血一般每周添加一次，还需要在医生指导下服用鱼肝油。

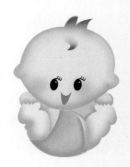

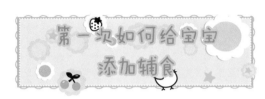

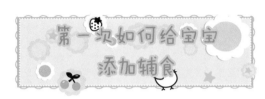

4～6月龄宝宝父母常常遇到和关心的喂养问题

第一次如何给宝宝添加辅食

许多妈妈都会有这样的困惑：第一次添加辅食应该选择哪一种食物？什么时间添加宝宝更易接受？一次喂多少比较合适呢？

第一次添加辅食首选米糊、菜泥和果泥。第一次给宝宝添加辅食，可以在宝宝的日常奶量以外适当地添加。

米糊一般可用市场上出售的"婴儿营养米粉"来调制，也可把大米磨碎后自己制作。购买成品的婴儿米粉应注意宝宝的月龄，按照产品的说明书配制米糊。果泥要用新鲜水果制作。菜泥在制作中不应加糖、盐、味精等调料。

宝宝第一次尝试辅食最理想的时间是一次哺乳中间。尽管辅食能提供热量，但是乳汁仍然是宝宝最满意的食品。因此，妈妈应该在先给宝宝喂食通常所需奶量的一半后，给宝宝喂1～2汤匙新添加的辅食，然后，再继续给宝宝吃没有吃够的乳汁。这样，在一顿乳汁的中间，宝宝也许会慢慢习惯新的食品，渐渐增加辅食的量和种类。

第一次给宝宝添加辅食不宜多。刚开始喂辅食，妈妈只需准备少量的食物，用小汤匙舀一点点食物轻轻地送入宝宝的口里，让他自己慢慢吸吮、慢慢品味。

母乳与辅食如何搭配

开始给宝宝添加辅食时，应注意母乳和辅食的合理搭配。有的妈妈生怕宝宝营养不足，影响生长，早早开始添加辅食，而且品种多样、喂得也比较多。结果使宝宝积食不消化，连母乳都拒绝了，这样反而会影响宝宝的生长。添加辅食最好采用以下步骤：

开始时

先给宝宝添加稀释的牛奶（鲜奶或奶粉），上午和下午各添半奶瓶即可，或者只在晚上入睡前添半瓶牛奶，其余时间仍用母乳喂养。如宝宝吃不完半瓶，可适当减少。

4～6个月后

可在晚上入睡前喂小半碗较稀的掺牛奶的米粉糊，或掺半个蛋黄的米粉糊。这样可使宝宝一整个晚上不再饥饿醒来，尿也会适当减少，有助于母子休息安睡。但初喂米粉糊时，要注意观察宝宝是否有食用后较长时间不思母乳的现象。如果是，可适当减少米粉糊的喂量或稠度，不要让它影响了宝宝对母乳的摄入。

8个月后

可在米粉糊中加少许菜汁、一个蛋黄，也可在两次喂奶的中间喂一些苹果泥（用匙刮出即可）、西瓜汁、一小段香蕉等。尤其是当宝宝吃了牛奶后有大便干燥现象时，西瓜汁、香蕉、苹果泥、菜汁都有软化大便的功效，也可补充新鲜维生素。

10个月后

可增加一次米粉糊，并可在米粉糊中加入一些碎肉末、鱼肉末、胡萝卜泥等，也可适当喂小半碗面条。上午、下午可各喂一奶瓶牛奶，此时的母乳营养已渐渐不足，可适当减少几次母乳喂养（如上午、下午各减1次），以后随月龄的增加逐渐减少母乳喂养次数，以便宝宝逐渐过渡到可完全食用成人食物。

宝宝不愿吃辅食怎么办

喂辅食时，宝宝吐出来的食物可能比吃进去的还要多，有的宝宝在喂食中甚至会将头转过去，避开汤匙或紧闭双唇，甚至可能一下子哭闹起来，拒绝吃辅食。遇到类似情形，妈妈不必紧张。

宝宝从吸吮进食到吃辅食需要一个过程。在添加辅食以前，宝宝一直是以吸吮的方式进食的，而米粉、果泥、菜泥等辅食需要宝宝吃下去，也就是先要将勺子里的食物吃到嘴里，然后通过舌头和口腔的协调运动把食物送到口腔后部，再吞咽下去。这对宝宝来说，是一个很大的飞跃。因此，刚开始添加辅食时，宝宝会很自然地顶出舌头，似乎要把食物吐出来。

宝宝可能不习惯辅食的味道、新添加的辅食或甜、或咸、或酸，这对只习惯奶味的宝宝来说也是一个挑战，因此刚开始时宝宝可能会拒绝新味道的食物。

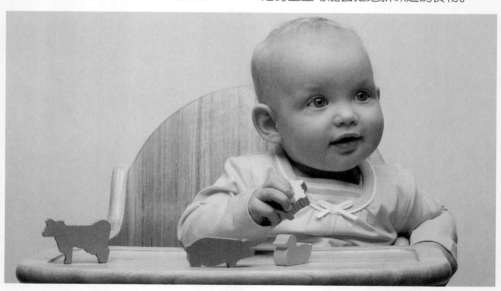

妈妈需弄清宝宝不愿吃辅食的原因。对于不愿吃辅食的宝宝，妈妈应该弄清是宝宝没有掌握进食的技巧，还是他不愿意接受这种新食物。此外，宝宝情绪不佳时也会拒绝吃新的食品，妈妈可以在宝宝情绪好时让宝宝多次尝试，慢慢让宝宝掌握进食技巧，并通过反复的尝试让宝宝逐渐接受新口味的食物。

妈妈要掌握一些喂养技巧。妈妈给宝宝喂辅食时需注意：使食物温度保持为室温或比室温略高一些，这样宝宝就比较容易接受新的辅食；勺子应大小合适，每次喂时只给一小口；将食物送进宝宝口腔的后部，便于宝宝吞咽。

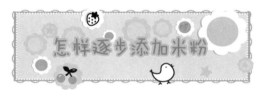

怎样逐步添加米粉

宝宝长到4~6个月时，应该及时科学添加辅食，其中很重要的就是婴儿米粉。对添加辅食的宝宝来说，婴儿米粉相当于我们成人吃的主粮，其主要营养成分是碳水化合物，是婴儿一天的主要能量来源。因此，及时而正确地给宝宝添加米粉非常重要。

正确冲调婴儿米粉

冲调米粉的水温要适宜。水温太高，米粉中的营养容易流失；水温太低，米粉不溶解，混在一起会结块，宝宝吃了易消化不良。比较合适的水温是70~80℃，一般家庭使用的饮水机里的热水，泡米粉是没有问题的。冲调好的米粉也不宜再烧煮，否则米粉里水溶性营养物质容易被破坏。

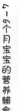
从单一种类的营养米粉开始

起初，先给宝宝添加单一种类、第一阶段的婴儿营养米粉，假若宝宝对某种特定的米粉无法接受或消化不良，就可以确定哪种米粉不适合宝宝。

更换口味需相隔数天

试吃第一种米粉后，如宝宝未出现不良反应，可隔3~5天再添加另一种口味的第一阶段米粉。每次为宝宝添加新口味的食物都应与上次相隔数天。

起初将米粉调成稀糊状

刚开始添加米粉时可在碗里用温奶或温开水冲调1汤匙米粉，并多用点水将米粉调成稀糊状，让食物容易流入宝宝口内，使宝宝更易吞咽。

进食量由少到多

初次进食由1汤匙婴儿米粉开始，当宝宝熟悉了吞咽固体食物的感觉时，可增加到4~5汤匙或更多米粉。

宝宝吐出食物，妈妈需耐心对待

对宝宝来说，每次第一口尝试新食物，都是一种全新的体验。他可能不会马上吞下去，或者扮一个鬼脸，或者吐出食物。这时，妈妈可以等一会儿再继续尝试。有时可能要尝试很多次后，宝宝才会吃这些新鲜口味的食物。

41

米粉可以吃多长时间

宝宝吃米粉并没有具体的时限，一般是在宝宝的牙齿长出来，可以吃粥和面条时，就可以不吃米粉了。

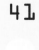

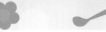

优质宝宝营养辅食方案

如何循序渐进地添果泥及菜泥

添加蔬菜泥和水果泥的方式与米粉相同，每次只添加一种，隔几天再添加另一种，要注意宝宝是否对食物过敏。

口味先从单一开始

先给宝宝吃单一种类的水果泥或菜泥，然后再添加其他口味。待宝宝接受辅食的能力逐渐提高后，便可增加这些食物的喂食量。

先让宝宝尝试吃蔬菜泥

虽然从营养的角度来看，进食的次序并不是很重要，但由于水果较甜，宝宝会较喜欢，所以一旦宝宝养成对水果的偏爱之后，就很难对其他蔬菜感兴趣了。

进食分量由少到多

初次进食从1汤勺开始，随着时间的推移，逐步增加宝宝的食用分量。

怎样添加蛋黄

宝宝出生4个月后，体内从母体中带来的铁质贮存基本上消耗完了。无论是母乳喂养还是人工喂养的宝宝，此时都需要开始添加一些含铁丰富的辅食，鸡蛋黄是比较理想的食品之一。

鸡蛋黄里不仅含有丰富的铁，也含有宝宝需要的其他各种营养素，而且比

较容易消化，添加也很方便。

鸡蛋黄的添加方法

一种方法是把鸡蛋煮熟，注意不能煮的时间太短，以蛋黄恰好凝固为宜，然后将蛋黄剥出，用小勺碾碎，直接加入煮沸的牛奶中，搅拌均匀，等牛奶稍凉后即可喂给宝宝。还有一种方法是鸡蛋煮熟后，直接把蛋黄取出碾碎，加少量开水或肉汤拌匀，用小勺喂给宝宝。前一种方法可使宝宝不知不觉中吃下蛋黄，后一种方法对有些尚不适应用小勺吃东西的宝宝，可能会有些困难。

添加鸡蛋黄应逐步加量

开始可以先喂一个鸡蛋黄的1/4，如果宝宝消化得很好，大便正常、无过敏现象，可以逐步加喂到1/2个、3/4个鸡蛋黄，直至6个月后就可以喂整个鸡蛋黄了。

蛋黄不可当作第一个辅食

因为蛋黄容易引起宝宝过敏，所以刚开始添加辅食的时候，一定要加最不容易引起宝宝过敏的纯米粉，而不要添加蛋黄、蔬菜之类的米粉。待添加一段时间的纯米粉之后，再逐渐加蛋黄给宝宝吃。

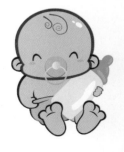
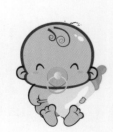

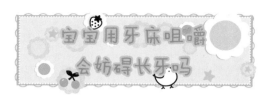

宝宝用牙床咀嚼会妨碍长牙吗

当宝宝还没有出牙时，有的妈妈给宝宝吃煮得过烂的食物，有的则将食物咀嚼后再喂给宝宝，这样既不卫生，又使宝宝失去了通过咀嚼享受食物味道的美好感受，无法提高其食欲。其实，出生5～6个月后，宝宝的颌骨与牙龈已发育到一定程度，足以咀嚼半固体或软的固体食物。乳牙萌出后咀嚼能力进一步增强，此时适当增加食物硬度，让其多咀嚼，反而可以促使牙齿萌出，使牙列整齐、牙齿坚固，有利于牙齿、颌骨的正常发育。

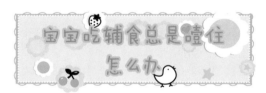

宝宝吃辅食总是噎住怎么办

宝宝吃新的辅食有些恶心、哽噎，这样的经历是很常见的，妈妈们不必过于紧张，只要在喂养时多加注意就可以避免。例如，应按时、按顺序地添加辅食，从半流质到糊状、半固体、固体，让宝宝有一个适应、学习的过程；一次不要喂食太多；不要喂太硬、不易咀嚼的食物。

给宝宝添加一些特制的辅食

为了让宝宝更好地学习咀嚼和吞咽的技巧，还可以给他一些特制的小馒头、磨牙棒、磨牙饼、烤馒头片、烤面包片等，供宝宝练习啃咬、咀嚼技巧。

不要因噎废食

有的妈妈担心宝宝吃辅食时噎住，于是推迟甚至放弃给宝宝喂固体食物，因噎废食。有的妈妈到宝宝两三岁时，仍然将所有的食物都粉碎后才喂给宝宝，生怕噎住宝宝。这样做的结果是宝宝不会"吃"，食物稍微粗糙一点就会噎住，甚至会把前面吃的东西都吐出来。

抓住宝宝咀嚼、吞咽敏感期

宝宝的咀嚼、吞咽敏感期从4个月左右开始，7～8个月时为最佳时期。过了这个阶段，宝宝学习咀嚼、吞咽的能力下降，此时再让宝宝开始吃半流质或泥状、糊状食物，宝宝就会不咀嚼地直接咽下去，或含在口中久久不肯咽下，容易引起恶心、哽噎。

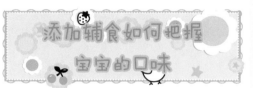

添加辅食如何把握宝宝的口味

开始进食对宝宝来讲是重要的基础，从添加辅食开始让宝宝养成对营养食物的喜好，尽量给宝宝吃接近天然的食物，从小就建立健康的饮食习惯，会让宝宝受益一生。

多让宝宝尝试口味淡的辅食

给宝宝制作辅食时不宜添加香精、防腐剂和过量的糖、盐，以天然、清淡的口味为宜。

远离口味过重的市售辅食

口味或香味很浓的市售成品辅食，

有可能添加了调味品或香精，不宜给宝宝吃。

别让宝宝吃罐装食品

罐装食品含有大量盐与糖，不能用来作为宝宝食品。

所有加糖或加人工甘味的食物，宝宝都要避免吃

"糖"是指再制、过度加工过的糖类，不含维生素、矿物质或蛋白质，又会导致肥胖，影响宝宝健康。同时，糖会使宝宝的胃口受到影响，妨碍吃其他食物。玉米糖浆、葡萄糖、蔗糖也属于糖，经常被用于加工食物，妈妈们要避免选择标示中有此类添加物的食物。

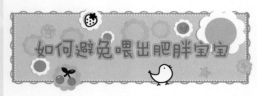

如何避免喂出肥胖宝宝

肥胖发生的原因虽与遗传有关，但最直接的原因可能是妈妈缺乏科学的喂养知识，给宝宝过分增加营养，过多进食造成热量过剩，导致肥胖。所以合理喂养是避免宝宝肥胖的主要措施。

根据宝宝的具体情况合理添加辅食

开始添加辅食后，由于宝宝的代谢水平不同，可根据体格发育情况，在正常范围内让宝宝自主选择进食的多少，不必按固定模式过度喂养。

减少糖、脂肪的摄取量

糖和脂肪为人体热量的主要来源，所以给宝宝喂高热量食物时要有所控制，减少油、脂肪、糖等的摄入，少吃油炸类食物。

供给足够的蛋白质

蛋白质是宝宝生长发育不可缺少的营养物质之一，以每千克体重提供1～2克为适量，可选择瘦肉、鱼、虾、豆制品等作为补充蛋白质的来源。

矿物质不可少

矿物质是人体的重要组成部分，它在体内不能合成，只能从食物中摄取。钙、铁、锌、碘等矿物质直接影响宝宝的生长发育，所以饮食中不可缺少。

维生素要适量

维生素是维持人体健康所必需的营养素之一，供给不足或过量，都会产生疾病。维生素一般不能在体内合成，主要是从食物中摄取，如维生素A、维生素D、维生素E，维生素K、维生素C和B族维生素等。

什么是食物过敏

宝宝的肠道功能还未发育完善，其屏障功能还不成熟，食物中的某些过敏原可以通过肠壁直接进入体内，触发一系列的不良反应，这就是食物过敏。

容易出现过敏的月龄和常见食物

宝宝食物过敏的高发期在1岁以内，

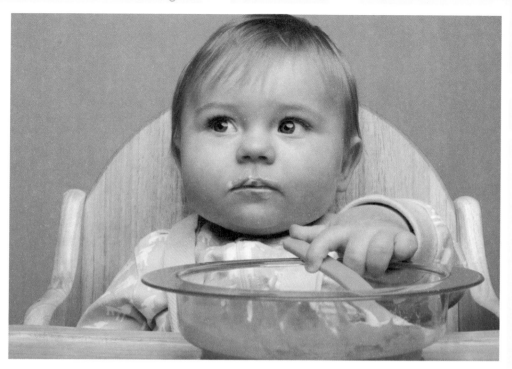

特别是刚开始添加辅食的4~6月龄。引起过敏的常见食物有鸡蛋、牛奶、花生、大豆、鱼及各种食品添加剂等。

食物过敏的主要表现

　　食物过敏主要表现为在进食某种食物后出现皮肤、胃肠道和呼吸系统的症状。皮肤反应是食物过敏最常见的临床表现，如湿疹、丘疹、斑丘疹、荨麻疹等，甚至发生血管神经性水肿，严重的可以发生过敏性剥脱性皮炎。如果宝宝患有严重的湿疹，经久不愈，或在吃某种食物后明显加重，都应该怀疑是否有食物过敏。食物过敏时还经常有胃肠道不适的表现，如恶心、呕吐、腹泻、肠绞痛、大便出血等。此外，还可能有呼吸系统症状，如鼻充血、打喷嚏、流鼻涕、气促、哮喘等。

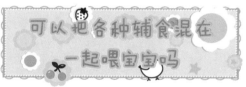

可以把各种辅食混在一起喂宝宝吗

　　当妈妈逐渐给宝宝加蛋黄、菜泥、果泥、米粉以后，宝宝一顿饭可能吃到3~4种辅食。这时有的妈妈可能想干脆将几种辅食搅拌在一起，让宝宝一次吃完得了，这种做法看似省事，却是极其错误的。

　　4~6个月是宝宝的味觉敏感期，所以给宝宝吃各种不同的食物，不仅要让宝宝得到营养，还要让宝宝尝试不同的口味，让宝宝逐渐分辨出蛋黄的味道，菜泥的味道，米粉的味道……也就是说，对于各种不同的味道，宝宝要有一个分辨的过程，如果妈妈将各种辅食混在一起，宝宝会尝不出具体的味道，对宝宝味觉发育没有好处。

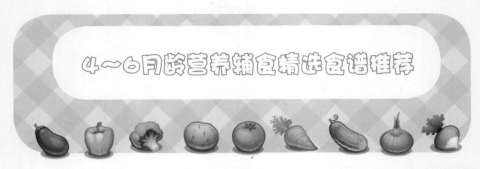

4～6月龄营养辅食精选食谱推荐

葡萄汁

【食材备料】

优质鲜葡萄150克。

【烹调用心做】

1.将葡萄洗净，用开水烫一下晾干，撕去皮。

2.用消过毒的纱布包好葡萄，挤出葡萄汁（或放进榨汁机榨汁），加入等量的温开水稀释调匀，即可喂给宝宝吃。还可酌情调入少许白砂糖。

【宝宝营养手记】

葡萄中含有丰富的葡萄糖、果糖、苹果酸、胡萝卜素和钙、钾、磷、铁及维生素B₁、维生素B₂、维生素B₆、维生素C、维生素P等营养素，对宝宝生长中的营养需求有良好的补充。

葡萄汁对改善宝宝发育迟缓和厌食有一定帮助，但需经常服用方可有效。发生此症状的婴儿比同龄者显得瘦小，且面色发黄，头发稀少。一般一天可喂饮次。

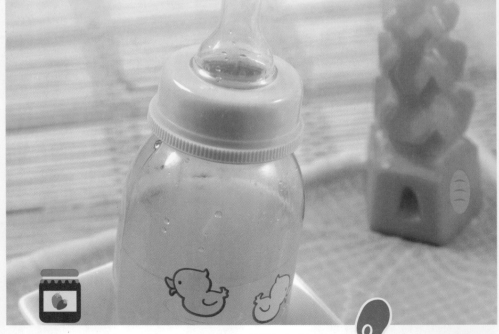

西红柿汤

【营养备料】

新鲜西红柿100克（约1个）。

【制作指点】

1.西红柿洗净，刀和砧板分别消毒，然后把西红柿切成块。

2.锅烧适量开水，下西红柿块煮透，滤去西红柿渣，倒出汤水，装入奶瓶，晾温后即可给宝宝喂食。

【宝宝营养手记】

西红柿中的维生素含量很丰富，尤其是富含维生素A、维生素C、维生素P和番茄红素，对宝宝摄取营养和健康发育很有帮助，还能清热解毒、健胃消食、增进食欲。但在喂奶前后不宜马上给宝宝喝西红柿汤（汁），否则可能会引起宝宝的肠胃不适。

也可把西红柿去皮用开水烫软，切小块或研磨碎后挤取汁，加入等量温开水调匀即可。此时每次还只宜选用一种果蔬来做，刚开始可取15～20毫升的原汁调制，逐渐增加分量。

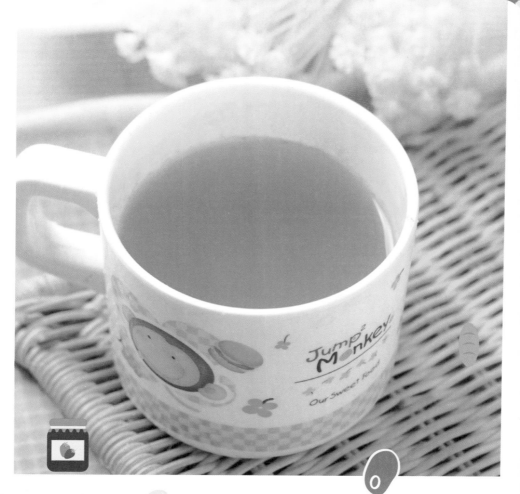

西瓜汁

【食材备料】

西瓜200克。

【妈妈用心做】

1.西瓜去皮取瓜肉，把西瓜子去除干净。

2.把西瓜果肉放入碗内，用小匙捣烂，再用洁净的纱布过滤出西瓜汁。

3.把西瓜汁搅匀，即可给宝宝喂食。根据宝宝适应的情况，开始可加少许温开水稀释一下。

【宝宝营养手记】

西瓜几乎含有人体所需的各种营养成分，是最纯净、最安全的食用水果佳品，有清暑消热的作用。西瓜汁尤适宜夏季喂食给婴儿。

要选用新鲜的西瓜，纱布应进行高温消毒处理。宝宝消化不良及胃肠道出现问题时不宜喂食西瓜汁，以免减弱和影响胃功能。

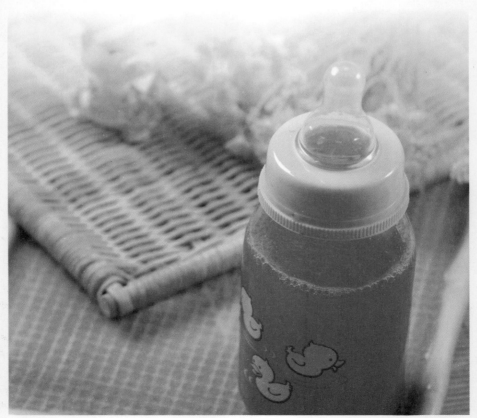

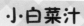

小白菜汁

[食材备料]

小白菜50克。

[制作指导]

1.将小白菜切除根部后剥开，用清水彻底洗净，切成小段。

2.将约120毫升清水煮滚，放入小白菜段，煮3~5分钟后熄火。

3.用细网筛过滤出小白菜汁即可。

[宝宝营养手记]

小白菜是含维生素和矿物质最丰富的蔬菜之一，有助于宝宝补充营养，增强免疫能力。用小白菜、油菜等各种新鲜的蔬菜做菜水（汁）适宜满3个月以上的宝宝。刚开始要少量喂食，随着宝宝月龄增长，适应程度逐渐加强而慢慢增加分量，最后可与米汤或米糊混合，如做成小白菜米汤、油菜米汤、白菜米汤等。

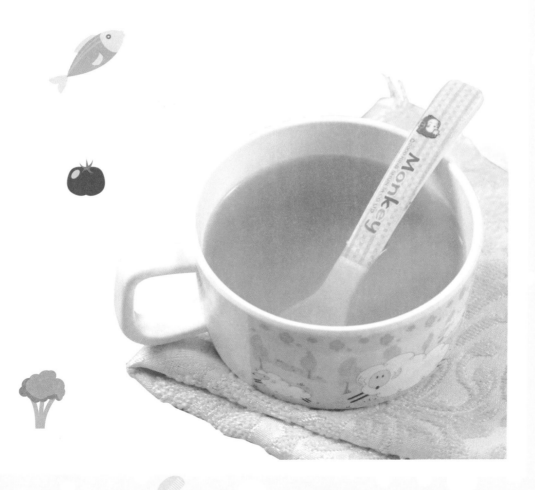

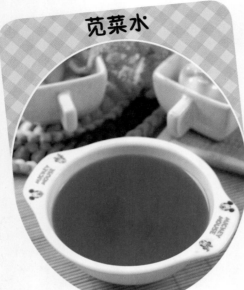

苋菜水

【食材备料】

紫苋菜150克。

【爸妈用心做】

1.苋菜择洗干净，取鲜嫩部分切成小段，用开水烫一下，沥干。

2.小锅置火上，放入约150毫升水烧沸，倒入苋菜段，煮5分钟，离火后再闷10分钟，滤去菜渣取汤水喂给宝宝吃。

【宝宝营养手记】

苋菜富含易被人体吸收的钙、铁、维生素，对骨骼及牙齿的生长和发育有很好的作用，并能促进造血功能。一般要先喂食宝宝菜水，待其逐渐适应后，再逐渐向菜泥过渡。

在制作菜水时，菜一定要煮烂，菜渣也要过滤干净。

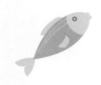

【食材备料】

新鲜胡萝卜100克（约半根）。

【爸妈用心做】

1.胡萝卜洗净，削去外皮，再用开水烫洗一下，切成小丁块或小细条，放入烧开的约100毫升水的小锅中煮片刻，待稍凉后连汤倒入榨汁机中榨汁。

2.往榨好的胡萝卜汁里再加适量温开水稀释一下（刚开始添加时胡萝卜汁与水的比例以1：2为佳，逐渐可过渡到1：1），倒入奶瓶中，摇匀后即可喂食宝宝。

【宝宝营养手记】

往胡萝卜汁里再加水稀释，是为了防止宝宝有肠胃不适的反应。等宝宝适应后，再过渡到以原汁喂食。给宝宝辅食中适当添加果菜汁，对其健康发育和情绪调节有很好的帮助，会让宝宝更开心。

胡萝卜汁

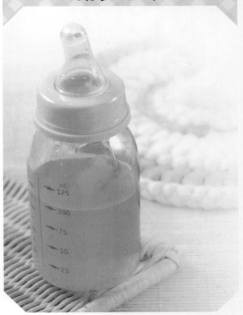

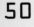

鲜橘汁

[原料用料]

鲜橘子100克（约1个），白砂糖少许。

[制作方法]

1.鲜橘子去皮，切成两半，再切成小块。

2.把橘子放入洗净消过毒的榨汁机或挤果汁器具上榨取果汁。

3.在榨好的橘子汁中加入适量温开水和少许白砂糖调匀即可。

[宝宝营养小贴士]

橘子中含有丰富的葡萄糖、果糖、苹果酸及胡萝卜素、维生素B₁、维生素B₂、维生素C、烟酸等
多种营养素，特别是含量丰富的维生素C，对宝宝的健康来说是不可或缺的。榨取果汁喂食
4~6个月的婴儿十分有益，但在喂食橘汁前后小时内不宜喂奶，因为奶中丰富的蛋白质遇
到果酸会凝固，从而影响消化吸收。

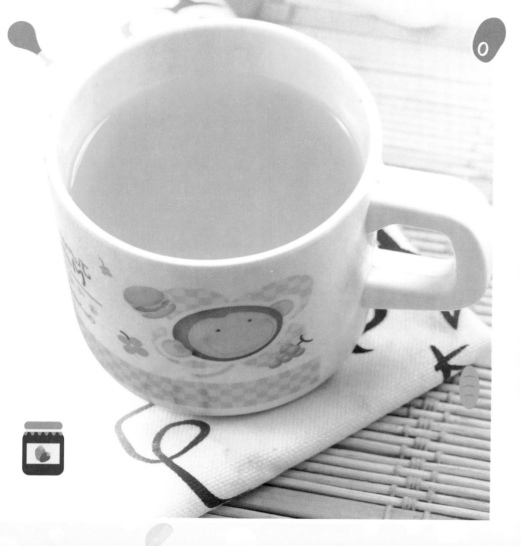

51

米汤

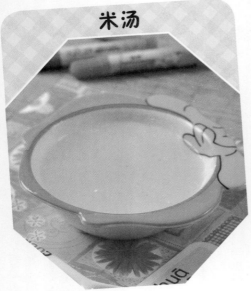

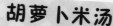

胡萝卜米汤

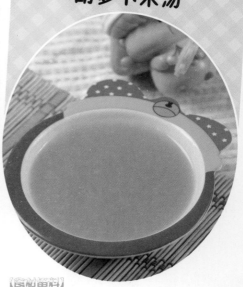

【食材备料】

大米60克。

【调制用心做】

1.将大米淘洗干净，放入粥锅中，加入约500毫升水，置火上，煮开后转小火熬煮，煮至米开花成烂粥时离火，再焖10分钟。

2.待稍凉后撇取粥面上薄薄的一层米汤即可，还可以用消毒的纱布来过滤出米汤。

【宝宝营养手记】

此米汤又叫米油、粥油，是煮米粥时浮于粥面上的浓米汤，米香浓郁，宝宝4个月时可开始添加。刚开始时每天一次，每次1~2汤匙，随着月龄增加逐渐增加喂食量。

米汤类主要给宝宝补充碳水化合物和一定量的矿物质、维生素、食物纤维，有补脾、和胃、清肺等作用。在宝宝适应后，还可用2种或多种米同煮，营养功效更佳。

【食材备料】

胡萝卜50克，热米汤60毫升。

【调制用心做】

1.将胡萝卜去皮后洗净，切成小粒备用。

2.将100毫升水煮滚，放入胡萝卜粒，煮透后熄火，用滤网过滤出胡萝卜水。

3.将米汤、胡萝卜水一同装碗，搅匀，待稍凉后喂食宝宝。

【宝宝营养手记】

胡萝卜含有丰富的维生素A，可以保护眼睛、润泽肌肤，有利于婴儿的牙齿和骨骼发育。刚开始时应先喂约1勺单一的蔬菜汁，每天1~2次，等宝宝适应后，可以按1:1的比例，把米汤和蔬菜汁拌匀喂食。等宝宝适应后可增加分量，也可加入米糊和蔬菜泥。

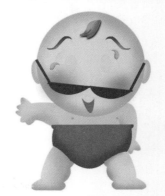

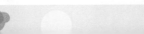

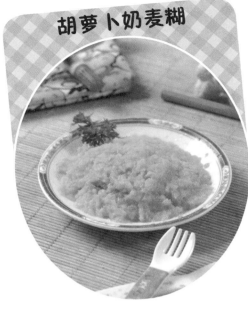

胡萝卜奶麦糊

【食材备料】

胡萝卜60克，婴儿牛奶（或温开水）60毫升，婴儿麦粉1匙。

【妈妈用心做】

1.胡萝卜洗净后去皮，切成小块，放入小锅中加水煮熟后捞出，沥干水分，再研磨成泥状。

2.使用婴儿麦粉罐中所附量匙，量取1匙婴儿麦粉，与婴儿牛奶一起拌匀，再加入胡萝卜泥，拌匀即可。

【宝宝营养手记】

胡萝卜所含的胡萝卜素是身体正常生长发育的必需物质，有助于细胞增殖与生长，可补肝明目，对促进生长发育有重要意义，还有助于提高婴儿的抗病能力。胡萝卜和配方奶、麦粉搭配，增加了优质蛋白质的含量，提高了营养利用率，适宜5个月以上的宝宝。妈妈也可用煮胡萝卜的汤汁来调制麦糊。

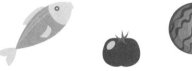

【食材备料】

香蕉50克，奶酪15克，鸡蛋1个，婴儿牛奶30毫升，胡萝卜（去皮）15克。

【妈妈用心做】

1.鸡蛋煮熟，用冷水浸一会儿，去壳后取出鸡蛋黄，压磨成泥状。

2.香蕉去皮，取果肉用羹匙压磨成泥；胡萝卜用滚水煮熟，研磨成胡萝卜泥。

3.把鸡蛋黄泥、香蕉泥、胡萝卜泥混合奶酪拌匀，再加入婴儿牛奶调匀成糊即可。

【宝宝营养手记】

婴儿习惯喝母乳，所以刚开始给婴儿添加辅食时，口味与母乳越接近越好。奶酪和婴儿配方牛奶都含有丰富钙质和优质蛋白质，与富含淀粉、糖分、各类维生素、矿物质的香蕉及胡萝卜搭配，十分适宜婴儿全面补充营养，适合6个月的宝宝。

刚开始给婴儿喂食半流质或软质的食物，不能操之过急，也应由少量开始，如先给予1~2匙尝试，再逐渐增加分量。

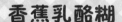

香蕉乳酪糊

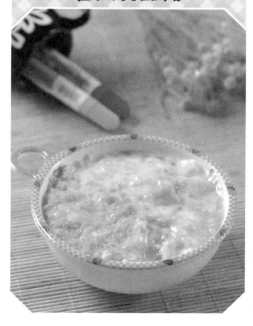

53

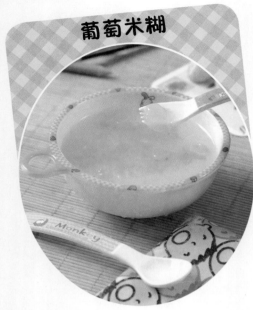

葡萄米糊

【食材备料】

优质葡萄30克，稀米糊50克。

【妈妈用心做】

1.葡萄洗净，装碗，加入盖过葡萄的开水，浸泡2分钟后沥干水分，去净果皮和子，备用。

2.用研磨器或小勺将葡萄肉压磨成泥，加入稀米糊拌匀即可。

【宝宝营养手记】

适宜喂食5个月以上的婴儿。开始可过滤挤出葡萄汁拌制米糊，等宝宝适应后，可不需过滤，把葡萄泥、汁和米糊直接拌匀喂食，并视需要增加分量。还可用浓米汤或研磨过的稀粥来做。

葡萄中含的糖主要是葡萄糖，能很快被人体吸收，对宝宝的发育十分有益，和米糊搭配，更提高了这款辅食的营养价值。

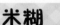

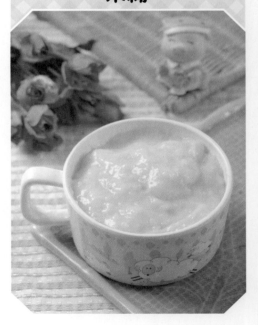

米糊

【食材备料】

婴儿米粉1匙，米汤60毫升。

【妈妈用心做】

1.用婴儿米粉罐中所附量匙，量取1匙米粉。

2.将米粉放入碗中，加入热米汤，搅拌均匀，成糊状时即可。

【宝宝营养手记】

刚开始时可先给宝宝喂米汤，待他习惯米汤的味道后，可用米汤来冲调米粉、麦糊，让宝宝练习并适应嘴巴的咀嚼。随着宝宝慢慢成长，可酌量增加米粉、麦粉的量，让做出的糊相对更为浓稠一点。

也可自制米糊。取刚熬煮好的粥稍冷却后过滤出米汤，将等量的过滤后的白粥和米汤放入研磨钵中，用研磨棒研磨成糊状即成。

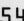

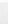

哈密瓜奶

【食材备料】

哈密瓜200克，婴儿牛奶60毫升。

【调调怕心心做】

1.哈密瓜去皮、子后切成小块，用开水烫一下，放入果汁机中榨取果汁。

2.在榨好的哈密瓜汁内加入婴儿牛奶和少许温开水，混合搅匀即可。

【宝宝营养手记】

适合喂食6个月以上的宝宝。吃哈密瓜对人体的造血机能有显著的促进作用，对防治小儿贫血有一定作用，可根据具体需求制作。作为营养补充品，也可以不用牛奶，只加入与果汁等量的温开水调匀即可。

没有用完的水果、果泥一般不要再隔餐给宝宝食用，以免保存不当滋生细菌而引起宝宝的肠胃不适。

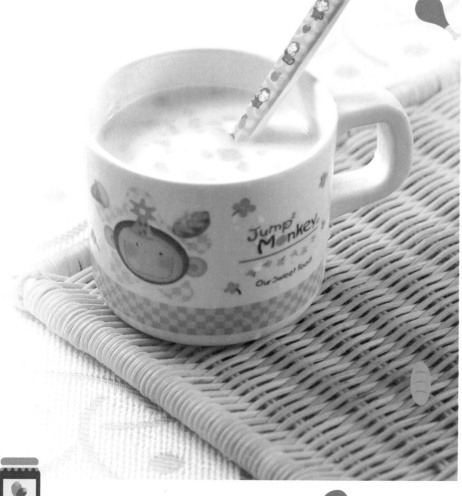

优质宝宝营养辅食方案

蛋黄豌豆糊

【食材备料】

鲜豌豆（带豆荚）100克，鸡蛋1个，大米25克。

【妈妈用心做】

1.鲜豌豆去掉豆荚，取豌豆仁用开水烫洗一下，放进搅拌机中（或用刀剁），搅成豆蓉。

2.将鸡蛋煮熟捞起，放入凉开水中浸一下，去壳后取出蛋黄，压磨成蛋黄泥。

3.大米洗净，在适量水中浸泡2小时后，倒入粥锅中。加入豌豆蓉，置小火上煮约1小时至半糊状，以米、豆煮烂成泥状为佳。拌入蛋黄泥，再煮3分钟即成。

【宝宝营养手记】

此糊含有丰富钙质、碳水化合物、维生素A和卵磷脂等营养素，有健脑益智、促进发育的作用。有的6个月的婴儿已开始出乳牙，骨骼也在发育，这时必须供给充足的钙质及保证全面营养，此糊即为宝宝辅食的一个理想选择。

满6个月时是喂食及学习咀嚼的敏感期，配餐辅食安排可提供多口味食物让宝宝尝试，并逐步开始把多种食物进行不同搭配组合。

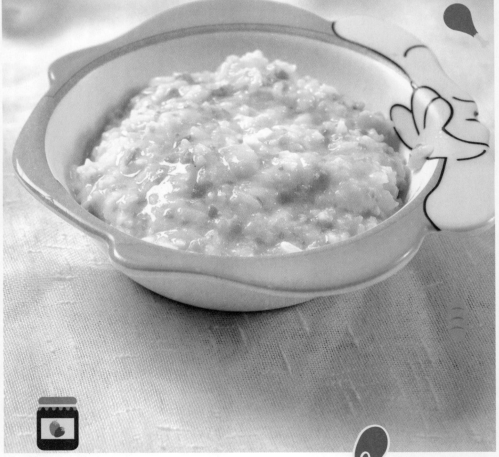

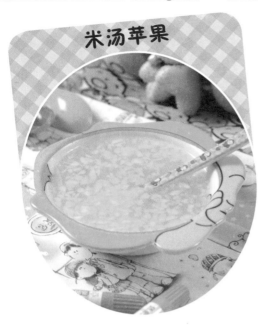

米汤苹果

[食材备料]

苹果150克，浓米汤100毫升。

[妈妈背心做]

1.苹果洗净，去皮、核后，取一半切成碎末，另一半榨取苹果汁备用。

2.取2匙苹果汁和浓米汤混合装碗，加入苹果末调匀即可。

[宝宝营养手记]

米汤要达到黏的程度才更有营养效果，其中含有大量的维生素B₁、维生素B₂和磷、铁等矿物质，还有一定量的碳水化合物及脂肪，有益气、养阴、润燥、补血的功效，对宝宝的健康和发育十分有益，有助于消化和对脂肪的吸收。无论给婴儿作为辅助饮料，或是在辅食中添加，米汤都是十分理想的选择。加入切碎的水果肉，适合给6月龄的婴儿食用。

  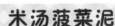

[食材备料]

热米汤100毫升，鲜嫩菠菜60克。

[妈妈背心做]

1.菠菜择洗、焯水后沥干，再放入滚水中煮约1分钟，取出沥干水分。

2.将菠菜剁成泥状，和热米汤一起放入果汁机中搅打均匀，倒入碗中即可。也可直接和米汤拌匀。

[宝宝营养手记]

菠菜含有大量的植物粗纤维，具有促进肠道蠕动的作用，可帮助消化，利于宝宝排便。菠菜中含有丰富的胡萝卜素、维生素C、钙、磷及一定量的铁、维生素E等有益成分，能及时供给宝宝身体所需营养，维护正常视力和上皮细胞的健康，增强抗病的能力。

若想增加婴儿的饱足感，也可加入少许米粥或自制米糊，一起搅拌成泥糊状。菠菜要选用叶嫩小棵的，最好是能保留一点菠菜根。

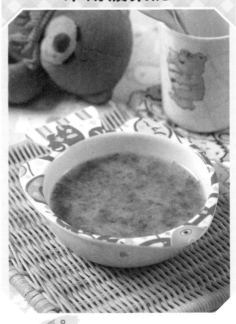

米汤菠菜泥

57

优
质
宝
宝
营
养
辅
食
方
案

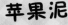

苹果泥

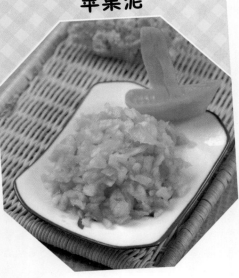

蛋黄泥

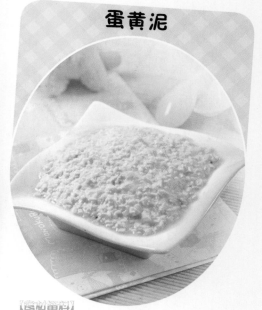

【食材备料】

苹果1个（150~200克）。

【妈妈用心做】

1.将苹果洗净、去皮，然后用刮子或小勺子慢慢刮起果肉制成泥状即可。

2.或者将苹果洗净、去皮，将果肉切成黄豆大小的碎丁，加入少许凉开水，蒸15~20分钟，待稍凉后用勺子或研磨棒碾压成泥状。

【宝宝营养手记】

苹果含有丰富的矿物质和维生素，是心血管的保护神，还有强大的杀灭传染性病毒的作用。婴儿吃苹果还能预防佝偻病的发生。而苹果天然怡人的香气则可促进宝宝的食欲，使其保持愉快的心情。苹果泥更易于消化系统尚不成熟的婴儿消化和吸收。

【食材备料】

鸡蛋1个，婴儿牛奶30毫升。

【妈妈用心做】

1.将鸡蛋煮熟后捞起，浸泡冷水，待稍凉后剥去蛋壳，取蛋黄备用。

2.用汤匙或研磨棒将蛋黄压磨成泥状，加入婴儿牛奶，拌匀即可。

【宝宝营养手记】

也可以用浓米汤来和蛋黄调制。蛋黄中含有丰富的卵磷脂、钙、磷、铁及维生素A、维生素D、B族维生素等营养物质，同时含有较多的高生物价蛋白质，有助于健脑益智，宁心安神，增强宝宝的免疫力。婴儿满4个月后就可以开始食用蛋黄，但应从1/4个开始喂。在宝宝逐渐适应后，再慢慢增加蛋黄的分量。一般到宝宝7个月时，每天可添加个蛋黄。

正确的煮蛋方法是：鸡蛋洗净后冷水下锅，慢火升温，水沸腾后以小火煮2~3分钟，停火后再浸泡分钟。然后取出待稍凉，去壳取出蛋黄为宝宝制作辅食。

58

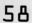

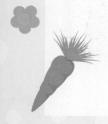

蛋黄粥

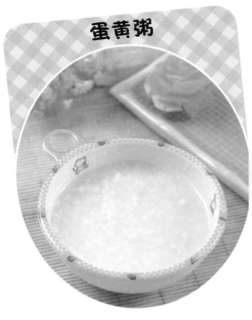

【营养用料】

软饭50克，排骨汤（或鱼汤、蔬菜汤）适量，熟蛋黄半个。

【调调把心放】

1.把刚煮好的软饭碾成糊状。

2.除去排骨汤面上的浮油，隔去渣（如用鱼汤要特别小心，以防有刺），取净汤，放入小煲内，加入米饭糊拌匀，煮滚。

3.改用慢火煮成烂软的稀糊状，下入碾成蓉的熟蛋黄搅匀即可。

【宝宝营养手记】

此粥富含优质蛋白质和卵磷脂，对婴儿的健康发育很有帮助。5～6个月大的婴儿，宜让他学习吞咽半流质或泥状的食物，知道奶以外的多种"味"，培养他接受各类食物的习惯。这时宝宝还不会吃得很多，故用此方法煮粥比较快捷方便。

不用汤的话，也可用婴儿牛奶或米汤来煮。必须煮成极烂的稀糊，才有利于婴儿的消化。喂食时温度不可太高。

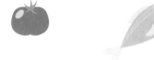

【营养用料】

软饭50克，牛奶100～150毫升。

【调调把心放】

1.把软饭放在碗中，加少许水用汤匙碾磨成糊状。

2.牛奶倒入小煲内煮滚，放入软饭糊拌匀，煮成稀糊。盛碗待温度适宜时给宝宝喂食。

【宝宝营养手记】

米饭与牛奶同食，可提高蛋白质的营养价值及人体的吸收率。用此方法为宝宝煮粥，是准备断奶时的良好辅食，简单又省时。适宜给5个月的宝宝食用。

要渐进地喂食，开始给予1～2小匙，待宝宝适应后，再慢慢增加分量。还可将淘洗浸泡后的大米煮成烂粥，再加入牛奶拌匀研磨成糊状。

牛奶粥

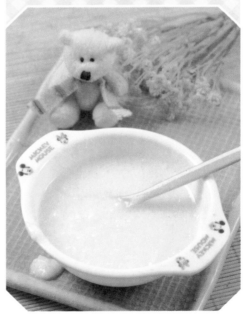

蛋奶麦糊

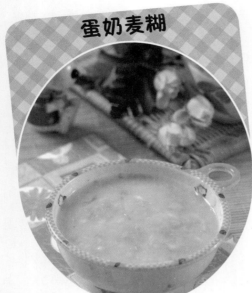

【食材备料】

麦粉20克，婴儿奶粉30克，生鸡蛋黄1个，白砂糖少许。

【妈妈用心做】

1.将婴儿奶粉、白砂糖放入碗内，倒入少许温开水搅拌均匀，再加入生鸡蛋黄搅匀。

2.锅内加适量水烧沸，放入麦粉及蛋乳液搅匀，煮沸3分钟，煮至稀糊状时即成。

【宝宝营养手记】

婴儿满5个月以后，可开始给他吃些稀米糊、麦糊，让他学习吞咽半流质食物。母亲应注意抱婴儿的姿势，将婴儿放在膝上，手臂托着婴儿的颈，令其背部抬高些，这样在吞咽食物时会容易些。可用小匙盛少许米糊放在婴儿的舌头上，让他慢慢吞咽。初期时婴儿即使只吃一两口，作为母亲也应该很满足，千万不要强迫他吃。

【食材备料】

苹果100克，婴儿牛奶60毫升，婴儿麦粉2匙。

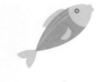

【妈妈用心做】

1.苹果洗净，去皮、子后，用研磨器磨成泥，过滤出苹果汁备用。

2.使用婴儿麦粉罐中所附量匙，量取2匙婴儿麦粉，与2匙苹果汁、婴儿牛奶一同入碗，拌匀即可。

【宝宝营养手记】

苹果富含多种促进发育的营养物质，和牛奶、婴儿麦粉组合，更增加了优质蛋白质的含量，给5个月以上的宝宝适量添加食用非常适宜。但刚开始时不宜喂食太多，当宝宝渐渐成长及适应后，再考虑酌量增加喂食量。

吃母乳的婴儿相对更为习惯，喜欢母乳的味道，最初准备辅食时，食物做得与母乳的口味越接近越好。

苹果奶麦糊

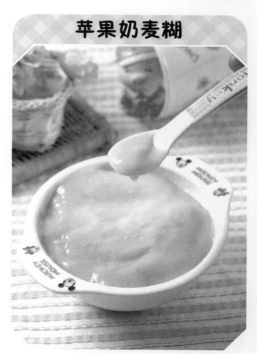

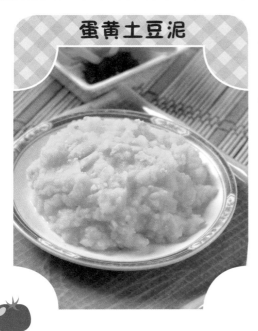

蛋黄土豆泥

【食材备料】

土豆150克，熟鸡蛋1个，清高汤少许。

【制作心心做】

1.土豆去皮洗净，切成片，入锅加水煮至熟软，捞出（亦可将土豆蒸熟）。

2.趁热将土豆片捣磨成土豆泥；鸡蛋取蛋黄，也研磨成泥。

3.将土豆泥和蛋黄泥混合装盘，调入一点儿烧热的清高汤，拌匀即成。

【宝宝营养手记】

土豆是低热能、多维生素和微量元素的食物，对消化不良、习惯性便秘、神疲乏力等症状有良好效果；鸡蛋黄也是宝宝必不可少的辅食，对大脑的发育非常有益。

从宝宝6个月龄起，为其添加更为营养全面、品种丰富、有利消化的辅食其实就是在为断奶做准备了，也可视作断奶初期。但辅食的添加要循序渐进，都由少量开始，让宝宝慢慢适应各种食物。

奶香土豆泥

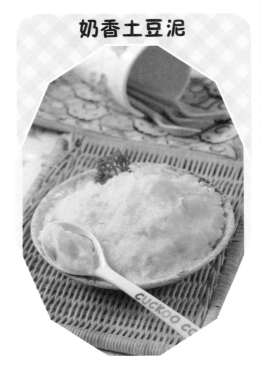

【食材备料】

土豆120克（约1个），婴儿牛奶60毫升。

【制作心心做】

1.土豆洗净，连皮放入锅中，加适量水置火上，煮至熟软后取出，去皮切成小块。

2.把切好的土豆块用汤匙或刀背磨压成泥状。

3.把土豆泥放入盘中，加入婴儿牛奶拌匀即可。

【宝宝营养手记】

适宜6个月的婴儿。土豆是低热能、高蛋白、富含多种维生素和微量元素的食物，十分适宜作为婴儿的膳食材料。其所含纤维素可促进肠胃蠕动，有健脾胃、通便和防治婴儿便秘的功效。也可用米汤和牛奶组合来拌制土豆泥，或用骨汤、鸡汤来代替牛奶。

给婴儿吃的土豆最好选购小个的，出了芽的和变绿的土豆可能有毒，千万不可选用。

红薯牛奶泥

【食材备料】

紫心红薯100克，婴儿牛奶50~60毫升。

【妈妈用心做】

1.红薯洗净，削去外皮，切成小块，放入锅内，加适量水煮至熟透。

2.把煮熟的红薯块捞出，用汤匙压成细泥状。

3.把婴儿牛奶加入红薯泥中，搅拌均匀即成。

【宝宝营养手记】

制作中，红薯亦可蒸熟。适合5个月以上的宝宝，有利于改善便秘、湿热、黄疸等不良症状。红薯营养丰富，其中的粗纤维可促进肠胃蠕动，防治宝宝便秘和肠胃不适，加入牛奶，使营养更加均衡、全面。

妈妈在挑选红薯的时候一定要注意，长有黑斑和发芽的红薯都不好，甚至有毒，千万不能选用。

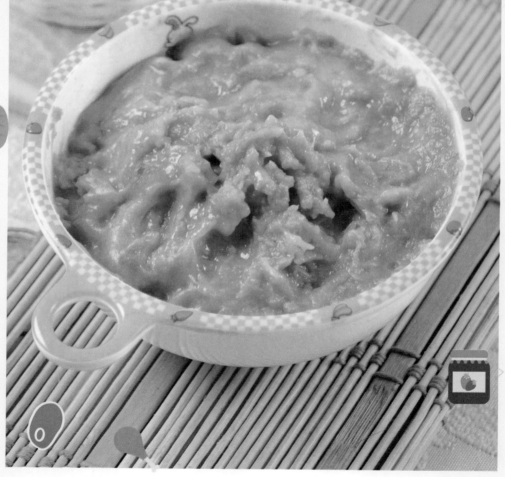

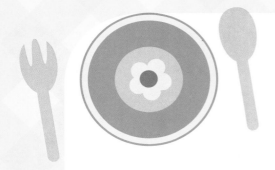

PART 3

7~9个月宝宝的营养辅食

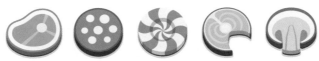

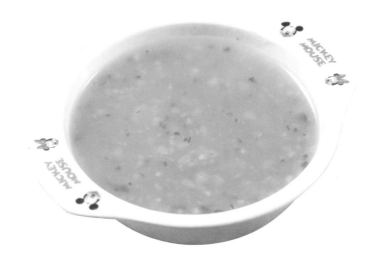

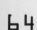

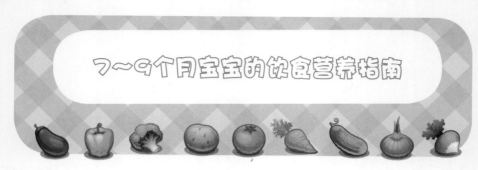

7～9个月宝宝的饮食营养指南

中期辅食的添加和喂养

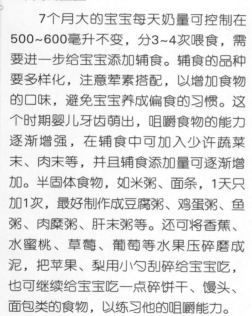

7个月的宝宝

7个月大的宝宝每天奶量可控制在500～600毫升不变，分3～4次喂食，需要进一步给宝宝添加辅食。辅食的品种要多样化，注意荤素搭配，以增加食物的口味，避免宝宝养成偏食的习惯。这个时期婴儿牙齿萌出，咀嚼食物的能力逐渐增强，在辅食中可加入少许蔬菜末、肉末等，并且辅食添加量可逐渐增加。半固体食物，如米粥、面条，1天只加1次，最好制作成豆腐粥、鸡蛋粥、鱼粥、肉糜粥、肝末粥等。还可将香蕉、水蜜桃、草莓、葡萄等水果压碎磨成泥，把苹果、梨用小勺刮碎给宝宝吃，也可继续给宝宝吃一点碎饼干、馒头、面包类的食物，以练习他的咀嚼能力。

8个月的宝宝

宝宝8个月时，母乳分泌开始减少，质量也逐渐下降，这时需要做好断奶的准备。从这个月开始，已不能再把母乳或牛奶当作宝宝的主食，一定要增加代乳食品，但每天总奶量要保持在500～600毫升。每天给宝宝添加辅食的

次数可以增加到3次，喂食的时间可以安排在10时、14时和18时。这时的母乳喂养的次数要减少到2～3次，喂养的时间可以安排在早起时、中午和晚上临睡时。此时的宝宝正处于长身体时期，消化道内的消化酶已经可以充分消化蛋白质，各类营养需要供给充足，可给宝宝添加的辅食更为丰富，如奶制品、豆制品、鱼肉、肉末、动物肝、动物血、鸡蛋、碎菜、烂面条、稠粥和软烂的米饭等都是很好的选择。给宝宝提供的蔬菜品种应多样，如西红柿、卷心菜、小白菜、胡萝卜、洋葱、菠菜等。

9个月的宝宝

宝宝9个月后，一般已长出3～4颗乳牙，有一定的咀嚼能力，消化能力也比以前增强。这时除了早晚各喂一次母乳外，白天可逐渐停止喂母乳，可每天安排早、中、晚三餐辅食。此时的宝宝已经逐渐进入离乳后期，可适当添加一些相对较硬的食物，如碎菜叶、面条、软饭、瘦肉末等，也可在稀饭中加入肉末、鱼肉、碎菜、土豆、胡萝卜、蛋类等，用量可比上个月有所增加。还可增加点心，如在早、午饭之间增加点饼干、馒头片、面包等固体食物，补充些水果。但加工食物时一定要把食物较粗的根、茎去掉，在添加辅食的过程中要

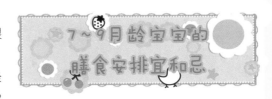

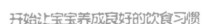

注意蛋白质、淀粉、维生素、油脂等营养物质间的平衡。蔬菜品种应多样，对经常便秘的宝宝可以选择菠菜、胡萝卜、红薯、土豆等含纤维较多的食物。过了9个月后，宝宝在吃鸡蛋时不再局限于只吃蛋黄，可喂整个鸡蛋。

贴心提示：7～9个月时宝宝已能坐得较稳了，可把他放在儿童餐椅里让他试着自己吃辅食，这样有利于宝贝形成良好的进食习惯。

食物仍然需要保持清淡，蔬菜是不可缺少的，但每天添加的辅食，不一定能保证当天所需的营养素，可以在一周内进行营养平衡，从总体满足身体的营养需要量。

7～9个月宝宝的营养需求

7个月的宝宝

7个月的宝宝对各种营养的需求继续增长。鉴于大部分宝宝已经开始出牙，在喂食的类别上可以开始以谷物类为主要辅食，再配上蛋黄、鱼肉或肉泥，以及碎菜、碎水果或胡萝卜泥等。在做法上要经常变换花样，以引起宝宝的兴趣。

8个月的宝宝

第8个月时，妈妈乳汁的质和量都已经开始下降，难以完全满足宝宝生长发育的需要。所以添加辅食显得更为重要。从这个阶段起，可以让宝宝尝试更多种类的食品。由于此阶段大多数宝宝都在学习爬行，体力消耗也较多，所以

应该供给宝宝更多的碳水化合物、脂肪和蛋白质类食品。

7～9月龄宝宝的膳食安排宜和忌

不要勉强进食

如果宝宝不太想吃家长做的辅食，切不可勉强他吃，可能过上两天他会喜欢其他食物。过度勉强进食，会让宝宝产生逆反心理，不利于辅食的添加。

宝宝的餐具要专用

给宝宝制作和喂食辅食的餐具一定要专用，每次用完要认真清洗干净，并且做到每天定时消毒。在喂宝宝时，不要边喂边在嘴边吹，更不可先在自己嘴里咀嚼后再喂给宝宝，这样的做法极不卫生。

开始让宝宝养成良好的饮食习惯

最好每天能在固定的时间、地点和位置给宝宝喂辅食，提供良好的进食环境，这是培养宝宝良好饮食习惯的开始。在7月龄时，可让宝宝试着自己拿着东西吃，也可以让他学习用小匙吃东西，不要因为宝宝常把食物弄得到处都是而坚持喂他，因为每个孩子都有一个适应过程，只要宝宝不只是拿着勺玩，还努力地把东西往嘴里送，就要鼓励他，不轻易拿走他手中的勺子。

多锻炼宝宝的咀嚼能力

宝贝7～8个月后，可提供一些细小

的块状食物，强化咀嚼能力。食物的营养及口味最好多样化，避免宝贝日后出现挑食的习惯。这个时期宝宝的牙齿已陆续萌出，可准备一些酥软的手指状食物，锻炼宝宝的咀嚼和抓握感，训练他咬的动作，促进长牙。

让宝贝尝试各种各样的辅食

宝贝到了7个月后，可以开始添加肉类。适宜先喂容易消化吸收的鱼肉、鸡肉，随着宝贝胃肠消化能力的增强，逐渐添加猪肉、牛肉、动物肝等辅食。通过尝试多种不同的辅食，可以使宝宝品尝到各种食物的味道，但一天之内添加的两次辅食不宜相同，最好吃混合性食物，如把青菜和肉类做在一起。

妈妈要对宝宝有耐心

当宝宝对添加的食物做出古怪表情时，妈妈一定要有耐心，不可不耐烦或放弃，应循循善诱，让宝宝慢慢接受，还要让宝宝尽量接触多种口味的食物，这样才更利于宝宝接受新食物。

怎样开始喂固体食物

要从最不容易过敏，味道及浓度都最接近母乳的固体食物开始喂，比如压成泥状的香蕉。可先用手指沾一点香蕉泥放在宝宝嘴边，让宝宝像原来一样吸吮手指。等宝宝熟悉食物的味道之后，再慢慢增加食物的分量和浓度。然后直接放一团食物在宝宝舌头中间，并注意宝宝的反应，如果他高兴地吃下去，那就说明他已经准备好并愿意吃固体食物了。

不要过多喂食鸡蛋

吃过多鸡蛋（蛋黄）会增加宝宝的胃肠负担，可能引起消化不良，比如呕吐、腹泻等。专家建议，1岁以内婴儿吃鸡蛋最好每天不超过1个，10个月前时一般只吃蛋黄，最好是蒸食或煮食。尽量不要煎炸，更不能吃生鸡蛋。

给宝宝喂食的面条不宜过长

给宝宝做的面条要便于他咬断和吞食，面条节不宜太长，否则可能因面条太长而引起宝宝恶心、呕吐，最好在煮之前就先把面条截短。

多给宝宝吃新鲜的蔬菜和水果

宝宝满7个月后，应想办法让他多摄入一些新鲜的蔬菜和水果，以获取充足的维生素，特别是叶酸，防止因叶酸缺乏而造成的营养不良性贫血。

不要让宝宝吃糖过多

吃糖太多，会影响到宝宝对锌的吸收，引起消化吸收功能紊乱，造成营养吸收不佳，可能导致宝宝食欲不振、抵抗力下降。另外，在冲调婴儿奶粉时，应严格按说明来调配水和奶粉的比例，不可浓度过高，也不宜再加糖。

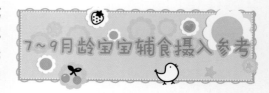

7～9月龄宝宝辅食摄入参考

母乳喂养或婴儿配方奶粉，每天共800毫升奶量。

每日辅食：1份饭（谷类+动物性食物+蔬菜）+1份小点心（水果或面包片、饼干）

每餐：60克稠粥（或软饭、米粉、

66

烂面条）+30克肉（鱼肉泥、猪肉泥、肝泥等）或1/2～1个蛋黄（或蒸蛋羹）+60克菜。

即：2勺软饭+1/2～1勺肉或1个蛋+2勺菜

辅食种类如下：

谷类食物： 如米糊、麦糊、稠米粥、烂饭、面包、馒头等。

蔬菜水果类食物： 做成蔬菜泥、碎菜、水果泥，蔬菜可选胡萝卜、油菜、小白菜、菠菜、苋菜、西红柿、土豆、南瓜等；新鲜水果可选苹果、桃、香蕉、梨、西瓜、橘子等。

豆类奶类食物： 大豆制品如大豆蛋白粉、豆腐花、嫩豆腐等，还可增加较大婴儿配方奶粉或全脂牛奶。

动物性食物： 如蛋黄、无刺鱼肉、动物血、动物肝泥、瘦肉末、鸡肉末等。动物肝和血一般每周添加一次，还需要在医生指导下服用鱼肝油。

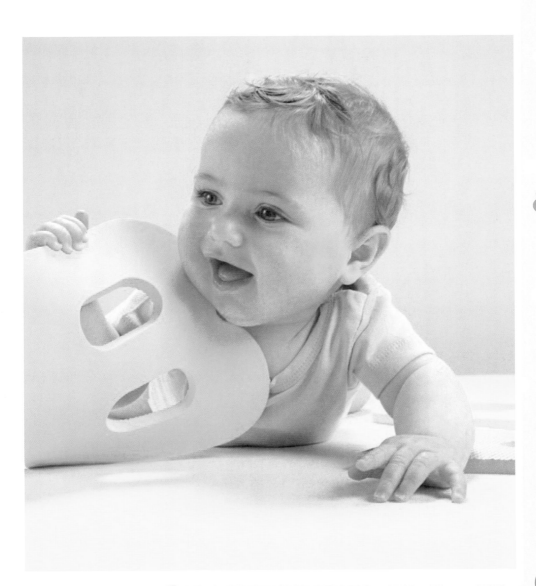

优
质
宝
宝
营
养
辅
食
方
案

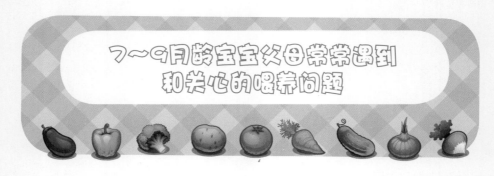

7～9月龄宝宝父母常常遇到
和关心的喂养问题

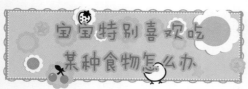

宝宝特别喜欢吃
某种食物怎么办

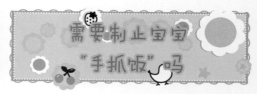

需要制止宝宝
"手抓饭"吗

有些宝宝在添加辅食后，对某种食物特别感兴趣，会一下子吃很多，同时拒绝喝奶和吃其他辅食。对这种行为，妈妈可不能由着宝宝。

不要让宝宝养成偏食、挑食的习惯。不偏食、不挑食的良好饮食习惯应该从添加辅食时开始培养。在添加辅食的过程中，应该尽量让宝宝多接触和尝试新的食物，丰富宝宝的食谱，讲究食物的多样化，从多种食物中得到全面的营养素，达到平衡膳食的目的。

某种食物吃得过多易造成宝宝胃肠道功能紊乱。不加限制地让宝宝吃，不但可能使宝宝吃得过多，而且会破坏宝宝的味觉，使宝宝以后反而不喜欢这种味道了。

68

从六七个月开始，有些宝宝就已经开始自己伸手尝试抓饭吃了，许多妈妈都会竭力纠正这样"没规矩"的动作。实际上，只要将手洗干净，妈妈应该让1岁以内的宝宝用手抓食物来吃，这样有利于宝宝以后形成良好的进食习惯。

亲手接触食物才会熟悉食物

宝宝学"吃饭"实质上也是一种兴趣的培养，这和看书、玩耍没有什么两样。起初，他往往喜欢用手来拿食物、抓食物，通过"摸"等动作初步熟悉食物。用手拿、抓，就可以掌握食物的形状和特性。从科学的角度而言，根本就没有宝宝不喜欢吃的食物，只是在于接触次数的频繁与否。而只有这样反复"亲手"接触，他对食物才会越来越熟悉，将来就不太可能挑食。

自己动手吃饭有利于宝宝双手的发育

宝宝在自己吃饭时，可以训练双手的灵巧性，而且宝宝自己吃饭的行为过程，也可以提高宝宝手臂肌肉的协调和平衡能力。

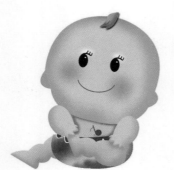

手抓饭让宝宝对进食有兴趣

手抓食物的过程对宝宝来说就是一种娱乐。只要将手洗干净，妈妈们甚至应该允许1岁以内的宝宝"玩"食物，比如，米糊、蔬菜、土豆等，以培养宝宝自己挑选、自己动手的习惯。这样做会使宝宝对食物和进食信心百倍、更有兴趣，促进良好的食欲。

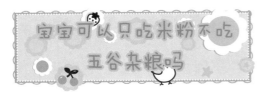

宝宝可以只吃米粉不吃五谷杂粮吗

米粉是妈妈给宝宝添加的第一种也是最主要的一种辅食，但从营养的角度考虑，在宝宝长出牙齿后就应该让宝宝吃一些五谷杂粮了。

精粮养不出壮儿

米粉是精制的大米制成的，大米的主要营养在外皮中。在精制的过程中，包在大米外面的麸皮以及外皮中的成分都被剥离，最后剩下的精米成分主要以淀粉为主。中国古话说的"精粮养不出壮儿"，其实就是这个道理。

米粉的营养不如天然的营养吸收好

婴儿米粉中的营养是在后期加工中添进去的，也就是所谓的强化，强化辅食当然也可以给宝宝吃，但其吸收却不如天然状态的食物好。

五谷杂粮中B族维生素含量最高

经常有许多妈妈说宝宝晚上常哭闹，胃口又不好，以为是缺钙，可是在补充鱼肝油、钙剂一段时间后，宝宝还是吵闹。其实宝宝不是缺钙，而是缺少B族维生素。B族维生素在五谷杂粮中含量最高，所以，给宝宝吃五谷杂粮是非常重要的。

如何让宝宝合理吃粗粮

五谷杂粮又被叫做粗粮，是相对于我们平时吃的大米、白面等细粮而言，粗粮主要包括谷类中的玉米、小米、紫米、高粱、燕麦、荞麦、麦麸以及各种干豆类，如黄豆、青豆、红豆、绿豆等。宝宝7个月后就可以吃一点粗粮了，但添加需科学合理。

酌情、适量

如宝宝患有胃肠道疾病时，要吃易消化的低膳食纤维饭菜，以防止发生消化不良、腹泻或腹部疼痛等症状。1岁以内的宝宝，每天粗粮的摄入量不可过多，以10~15克为宜。对比较胖或经常便秘的宝宝，可适当增加膳食纤维摄入量。

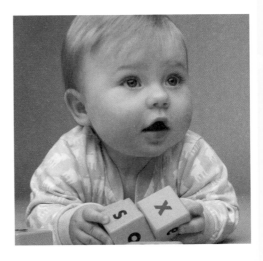

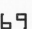

粗粮细做

为使粗粮变得可口，以增进宝宝的食欲、提高宝宝对粗粮营养的吸收率，从而满足宝宝身体发育的需求，妈妈可以把粗粮磨成面粉、压成泥、熬成粥，或与其他食物混合加工成花样翻新的美味食品。

科学混吃

科学地混吃食物可以弥补粗粮中植物蛋白质所含的赖氨酸、蛋氨酸、色氨酸、苏氨酸低于动物蛋白质这一缺陷，取长补短。如八宝稀饭、腊八粥、玉米红薯粥、小米山药粥等，都是很好的混合食品，既提高了营养价值，又有利于宝宝胃肠道消化吸收。

多样化

食物中任何营养素都是和其他营养素一起发挥作用的。所以宝宝的日常饮食应全面、均衡、多样化，限制脂肪、糖、盐的摄入量，适当增加粗粮、蔬菜和水果的比例，并保证优质蛋白质、碳水化合物、多种维生素及矿物质的摄入。只有这样，才能保证宝宝的营养均衡合理，有益于宝宝健康地生长发育。

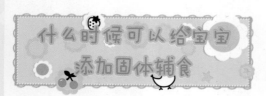

什么时候可以给宝宝添加固体辅食

5个月前的宝宝由于牙齿尚未长出，消化道中食物酶的分泌量较少，肠胃功能还不完善，神经系统和嘴部肌肉的控制力也较弱，所以一般吃流质辅食比较好。但到7个月时，大部分宝宝已长出2颗牙，其口腔和胃肠道内能消化淀粉类食物的唾液酶的分泌功能也已日趋完善，咀嚼能力和吞咽能力都有所提高，舌头也变得较灵活，此时就可以让宝宝锻炼着吃一些固体辅食了。

如何让宝宝爱上辅食

示范如何咀嚼食物

最初给宝宝喂辅食时，宝宝因为不习惯咀嚼，往往会用舌头将食物往外推。在这时妈妈要给宝宝示范如何咀嚼食物并且吞下去，可以放慢速度多试几次，让宝宝有更多的学习机会。

别喂太多或太快

一次喂食太多不但易引起消化不良，而且会使宝宝对食物产生排斥。所以，妈妈应按宝宝的食量喂食，速度不要太快，喂完食物后，应让宝宝休息一下，不要有剧烈的活动，也不要马上喂奶。

品尝各种新口味

饮食富于变化能刺激宝宝的食欲。妈妈可以在宝宝原本喜欢的食物中加入新材料，分量和种类应由少到多；逐渐增加辅食种类，让宝宝养成不挑食的好习惯；宝宝讨厌某种食物，妈妈应在烹调方式上多换花样；宝宝长牙后喜欢咬有嚼感的食物，不妨在这时把水果泥改为水果片；食物也要注意色彩搭配，以激起宝宝的食欲，但口味不宜太浓。

学会食物代换

宝宝对食物的喜好并不是绝对的。如果宝宝排斥某种食物，妈妈不应将其彻底"封杀"，也许宝宝只是暂时性不喜欢，正确的做法是先停止喂食，隔段时间再让宝宝吃。在此期间，可以喂给宝宝营养成分相似的替换品。

别在宝宝面前品评食物

模仿是宝宝的天性，大人的一言一行、一举一动都会成为宝宝模仿的对象，所以妈妈不应在宝宝面前挑食及品评食物的好坏，以免养成他偏食的习惯。

重视宝宝的独立心

宝宝在半岁之后渐渐有了独立心，会尝试自己动手吃饭。这时，妈妈不应武断地坚持给宝宝喂食，而应鼓励宝宝自己拿汤匙进食，也可烹制易于宝宝手拿的食物，甚至在小手洗干净的前提下可以允许宝宝用手抓饭吃。久而久之，不仅宝宝的欲望得到了满足，食欲也会更加旺盛。

多大的宝宝可以吃零食

主食以外的糖果、饼干、点心、饮料、水果等就是零食。已经能够吃一些固体辅食的7个月大的宝宝，也可以适当吃一些零食了。

零食可以满足宝宝的口欲

7个月左右的宝宝基本上处于口欲阶段，喜欢将任何东西都放入口中，以满足心理需要。吃零食既可以在一定程度上满足宝宝的这种欲望，也能避免宝宝把不卫生的或危险的东西放入口中。适当地吃点零食还能为断奶做准备。

零食对宝宝的成长和学习有着重要的调节作用

从食用方式的角度而言，零食和正餐的一个重要区别就在于，正餐基本上都是由大人喂给宝宝吃的，而零食是由宝宝自己拿着吃的。零食的这一特点对宝宝学习独立进食是个很好

71

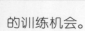

的训练机会。

宝宝吃零食一定要适量

虽然吃零食对宝宝有一定的好处，但不能不停地给宝宝吃零食。因为宝宝的胃容量很小，消化能力有限，如果口中老是塞满食物容易发生龋齿（尤其是含糖食品），还会影响食欲和营养的吸收。此外，如果宝宝手里老是拿着零食，做游戏的机会就会相应减少，学讲话的机会也会减少，久而久之会影响语言能力及社会交往能力的发展。

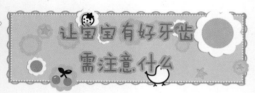

一般宝宝在6~8个月时开始长出1~2个门牙。宝宝长牙后，妈妈要注意以下几个方面，以使其拥有良好的牙齿及用牙习惯。

及时添加有助于乳牙发育的辅食

宝宝长牙后，就应及时添加一些既能补充营养又能帮助乳牙发育的辅食，如饼干、烤馒头片等，以促进乳牙的萌出。

要少吃甜食

这是因为甜食易被口腔中的乳酸杆菌分解，产生酸性物质，进而破坏宝宝的牙釉质。

纠正不良习惯

如果宝宝有吸吮手指、奶嘴等不良习惯，应及时纠正以免造成牙位不正或前牙发育畸形。

注意宝宝口腔卫生

从宝宝长牙开始，妈妈就应注意宝宝的口腔清洁，每次进食后可用干净湿纱布轻轻擦拭宝宝的牙龈及牙齿。宝宝1周岁后，妈妈就应该教他练习漱口。刚开始漱口时宝宝容易将水咽下，可用凉开水漱口。

4~7个月，如果之前安静的宝宝开始流口水，烦躁不安，喜欢咬坚硬的东西或总是啃手，说明宝宝开始长牙了。这时，妈妈需要给宝宝添加一些可供磨牙的辅食了。

水果条、蔬菜条

新鲜的苹果、黄瓜、胡萝卜或西芹切成手指粗细的小长条，清凉又脆甜，还能补充维生素，可谓宝宝磨牙的上品。

柔韧的条形地瓜干

地瓜干是寻常可见的小食品，正好适合宝宝的小嘴巴咬，价格又便宜，是宝宝磨牙的优选食品之一。如果怕地瓜干太硬伤害宝宝的牙床，妈妈只要在米饭蒸熟后，把地瓜干撒在米饭上焖一焖，地瓜干就会变得又香又软了。

磨牙饼干、手指饼干或其他长条形饼干

磨牙饼干、手指饼干或其他长条形饼干等，既可以满足宝宝咬东西的欲望，又可以让宝宝练习自己拿着东西

72

吃，也是宝宝磨牙的好食品。需要注意的是，妈妈不要选择口味太重的饼干，以免破坏宝宝的味觉培养。

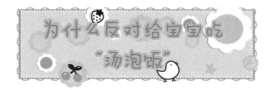

为什么反对给宝宝吃"汤泡饭"

有的妈妈觉得汤中营养丰富，而且宝宝容易消化，喜欢给宝宝吃"汤泡饭"，其实这是一个错误的做法。

汤泡饭不利咀嚼与消化

很多宝宝不喜欢吃干饭，喜欢吃"汤泡饭"。妈妈为了方便，便顺着宝宝，每餐用汤拌着饭喂宝宝。长久下来，宝宝不仅营养不良，也养成了不肯咀嚼的坏习惯。吃下去的食物不经过牙齿的咀嚼和唾液的搅拌，会影响消化吸收，也会导致一些消化道疾病的发生。所以，一定要改掉给宝宝吃"汤泡饭"的坏习惯。

餐前适量喝汤才正确

当然，反对给宝宝吃"汤泡饭"并不是说宝宝就不能喝汤了。其实鲜美可口的鱼汤、肉汤可以刺激胃液分泌、增加食欲，只要妈妈掌握好宝宝每餐喝汤的量和时间，餐前喝少量汤是有助于开胃的，但千万不要让宝宝无节制地喝汤。

给宝宝吃点蜂蜜有好处吗

蜂蜜含有多种营养成分，营养价值较高，历来被认为是滋补的上品。但是，1岁以内的宝宝却不宜食用。这是因为，蜜蜂在采蜜时难免会采集到一些有毒的植物花粉，或者将致命病菌肉毒杆菌混入蜂蜜。宝宝食用以后会出现一些不良反应，比如便秘、疲倦、食欲减退等。另外，蜂蜜中还可能含有一定的雌性激素，如果过早添加并长时间食用，可能会导致宝宝提早发育。

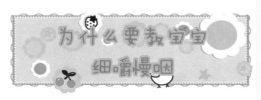

为什么要教宝宝细嚼慢咽

有的宝宝饿了吃起饭来狼吞虎咽，把未经充分咀嚼磨碎的食物吞入胃内，这对身体十分有害。宝宝有狼吞虎咽的进食习惯时，妈妈一定要及早帮助宝宝纠正，教宝宝学会细嚼慢咽对其健康大有裨益。

可促进颌骨发育

咀嚼能刺激面部颌骨的发育，增加颌骨的宽度，增强咀嚼功能。如宝宝颌骨生长发育不好，会发生颌面畸形、牙齿排列不齐、咬合错位等情况。

有助于预防牙齿疾病

咀嚼增加食物对牙齿、牙龈的摩擦，可达到清洁牙齿和按摩牙龈的目的，

73

从而加速了牙齿、牙周组织的新陈代谢，提高抗病能力，减少牙病的发生。

有助于食物的消化

咀嚼时牙齿把食物嚼碎，唾液充分地将食物湿润并混合成食团，便于吞咽。同时唾液中含有淀粉酶，能将食物中的淀粉分解为麦芽糖。所以，人们吃馒头时，咀嚼的时间越长，越觉得馒头有甜味，这就是淀粉酶的作用。食物在嘴里咀嚼时通过条件反射引起胃液分泌增加，有助于食物的消化。

有利于营养物质的吸收

有试验证明，细细咀嚼的人比不细细咀嚼的人能多吸收13％的蛋白质、12％的脂肪、43％的纤维素，所以，细嚼慢咽对于营养素的吸收大有好处。

仅不利于宝宝胃功能的强大，还容易使宝宝积食。

不要喂得太多太快。给宝宝添加辅食以后，至少1周左右再考虑改品种，量也不要一下增加太多，要仔细观察宝宝的食欲，如添加辅食后宝宝很久不思母乳，就说明辅食添加过多、过快，要适当减少。

发现宝宝有积食需停喂。宝宝如出现不消化现象，会出现呕吐、拉稀、食欲不振等症状。如果不论喂什么宝宝都把头扭开，手掌拇指下侧有轻度青紫色，说明有积食，要考虑停喂辅食两天，还可到中药店买几包"小儿消食片"喂宝宝（一般为粉末状，加少许在米汤、牛奶或稀奶糊中喂入即可）。

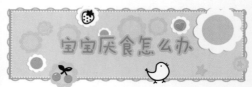

宝宝厌食怎么办

宝宝厌食是妈妈比较头痛的问题。辅食阶段的宝宝食品来源单一，一旦拒吃辅食，妈妈肯定十分着急。这时，妈妈可以根据以下几条线索，找到宝宝不爱吃辅食的原因，然后"对症下药"。

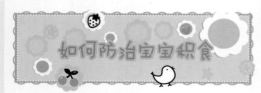

如何防治宝宝积食

有的妈妈老担心饿着宝宝，一次给宝宝喂食比较多；有的妈妈想给宝宝多种营养，早早地就一天换一样，这样不

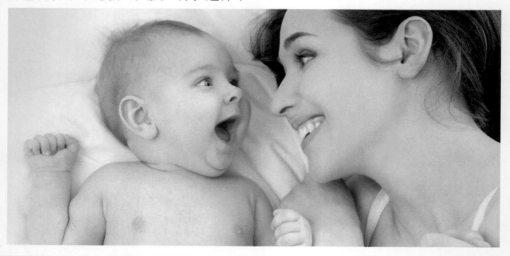

患病

宝宝健康状况不佳，如感冒、腹泻、贫血、缺锌、患急慢性或感染性疾病等，往往会影响宝宝的食欲。这种情况下，妈妈就需要请教医生进行综合调理。

饮食单调

有些宝宝会因为妈妈添加的食物色、香、味不好而食欲不振。所以，妈妈在制作宝宝辅食时需要多花点儿心思，让宝宝的食物多样化，即使相同的食物也尽量多做些花样出来。

爱吃零食

平时吃零食过多或饭前吃了零食的情况在厌食宝宝中最为多见。一些宝宝每天在正餐前吃大量的高热量零食，特别是饭前吃巧克力、糖、饼干、点心等，虽然量不大，但宝宝血液中的血糖含量过高，没有饥饿感，所以到了吃正餐的时候根本就没有胃口，过后又以点心充饥，造成恶性循环。所以，给宝宝吃零食不能太多，尤其注意不能让宝宝养成饭前吃零食的习惯。

寝食不规律

有的宝宝晚上睡得很晚，早晨八九点不起床，耽误了早饭，所以午餐吃得过多。这种不规律的饮食习惯会使宝宝的胃肠极度收缩后又扩张，造成胃肠功能紊乱。妈妈应着手调整宝宝的睡眠时间，培养宝宝科学的作息规律。

喂养方法不当

厌食还与妈妈对宝宝进食的态度有关。有的妈妈认为，宝宝吃得多对身体有好处，就想方设法让宝宝多吃，甚至端着碗逼着吃。久而久之，宝宝会对吃饭形成一种恶性条件刺激，见饭就想逃避。

宝宝情绪紧张

家庭不和睦、爸爸妈妈的责骂，或者受到一些不良环境因素的惊吓、影响等，都可导致宝宝情绪紧张，长此以往，会大大影响到宝宝的食欲。

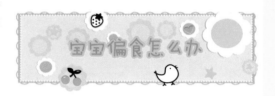

宝宝偏食怎么办

宝宝过了8个月，对于食物的好恶也逐渐地明显起来了。如果宝宝开始偏食，妈妈需多变换一些形式来做辅食。

如果宝宝不喜欢蔬菜，给他喂菠菜、卷心菜或胡萝卜时他就会用舌头向外顶。妈妈可以变换一下形式，比如把蔬菜切碎放入汤中，或做成菜肉蛋卷让宝宝吃；也可以挤出菜汁，用菜汁和面，给宝宝做面食，这样宝宝就会在不知不觉中吃进蔬菜。

如果宝宝实在不喜欢吃某种食物，也不能过于勉强。对于宝宝的饮食，一定程度上的努力纠正是必要的，但如果做了多次尝试仍不见成效，妈妈就不能过于勉强。假如宝宝不喜欢吃菠菜、卷心菜、胡萝卜，妈妈可想办法从其他的食物中得到补充。对无论如何也不吃蔬菜的宝宝，可以用水果来补充。另外，宝宝对食物的喜好并不是绝对的，有许多宝宝暂时不喜欢吃某些食物，过一段时间后又喜欢吃了。

7～9月龄营养辅食精选食谱推荐

香蕉苹果奶

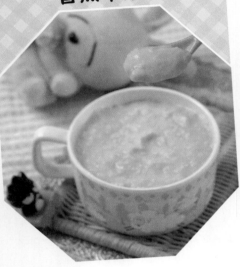

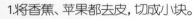

【食材备料】

婴儿牛奶150毫升，香蕉60克，苹果60克。

【情情相心做】

1.将香蕉、苹果都去皮，切成小块。

2.将切好的香蕉、苹果一起放入搅拌机内搅拌至呈黏糊状时，立即加入热的婴儿牛奶，再次搅匀。

3.将拌好的果奶倒入盛器中，待温度适宜时即可喂给宝宝吃。

【宝宝营养手记】

吃香蕉和苹果可减轻忧郁，消除不良情绪，提神醒脑，能帮助宝宝保持愉快的心情。两者都含有大量营养成分，可充饥、补充能量，还能保护胃黏膜、润肠通便。另外，吃苹果可改善呼吸系统和肺的功能，对宝宝生长发育十分有益。

胡萝卜土豆泥汤

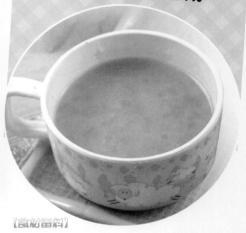

【食材备料】

土豆100克，胡萝卜50克，大骨清汤适量。

【情情相心做】

1.土豆、胡萝卜分别去皮洗净，切成小块；大骨清汤撇去表面的浮油。

2.将胡萝卜块、土豆块一起入锅，加入大骨清汤，以小火煮至熟软，捞出后一同碾压成泥。

3.把胡萝卜土豆泥重新放入汤中，搅匀后再稍煮即成。宝宝9个月时，可以加入一点儿食盐调味。

【宝宝营养手记】

这个时期的宝宝可以利用舌头把食物运到左右的牙龈上练习咬碎食物，因此食物的软硬度可以掌握在与香蕉接近的软硬。给宝宝吃块状的食物时，也可切得比之前稍微大一点点了，但辅食总体上还是应做得细、软和清淡，必须要保证蛋白质、热量的供应和整体食物营养的均衡。

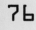

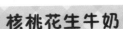

核桃花生牛奶

【食物备料】

五香花生仁40克，烤核桃3个，鲜牛奶250毫升，白砂糖15克，葡萄干少许。

【烹调做法】

1.将花生仁外层的红衣薄膜剥除；核桃去除外壳，取核桃肉待用。

2.将花生仁、核桃肉、鲜牛奶一起放入果汁机内搅打均匀。

3.将核桃花生奶倒入锅中，以小火加热并持续搅拌均匀直至烧沸，加入白砂糖搅拌至溶解，再加入葡糖干即可。

【宝宝营养手记】

甜香可口，十分适合幼儿的口味。含有丰富的全价蛋白质、B族维生素、维生素E、维生素K及钙、铁、锌、磷等多种矿物质，可补脑健脑，促进生长。牛奶中的碳水化合物是乳糖，可促进钙、锌、镁、铁等矿物质的吸收，促进人体肠道内乳酸菌的生长，保证肠道健康。

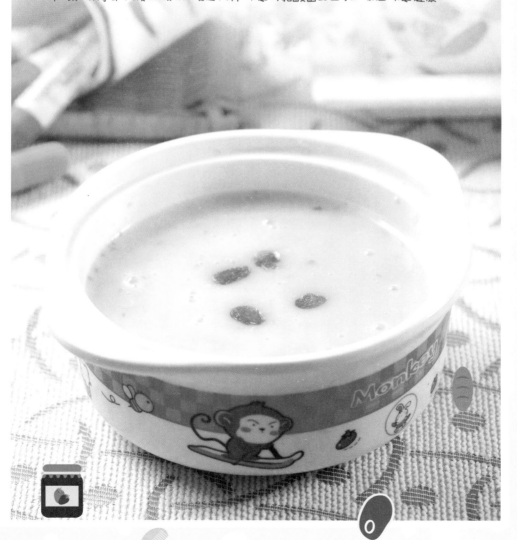

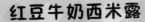

红豆牛奶西米露

【食材备料】

红豆50克，银耳10克，冰糖60克，西米20克，牛奶200毫升。

【妈妈用心做】

1.红豆、银耳分别洗净，用清水浸泡2小时，沥干水分，将银耳切成小碎块备用。

2.取2杯水加入红豆中，用中火煮滚后转小火续煮至红豆熟软，加入银耳续煮约5分钟，放入冰糖、牛奶搅匀，再煮片刻熄火。

3.将西米放入锅中，加水用小火煮透，以冷开水冲凉，沥干后加入红豆奶汤中拌匀即成。

【宝宝营养手记】

红豆、银耳、牛奶都可为人体提供丰富的锌、铁和钙，几者搭配对生长发育、补脑益智、促进思维敏捷十分有益，还能健胃补血、改善睡眠。银耳不易咬碎，一般待幼儿2岁后再添加。

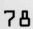

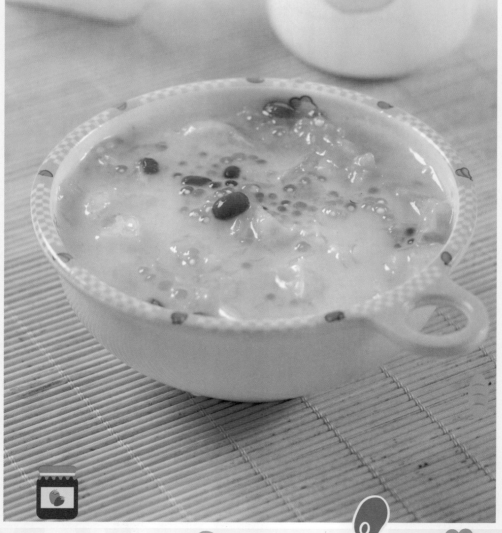

胡萝卜西红柿汤

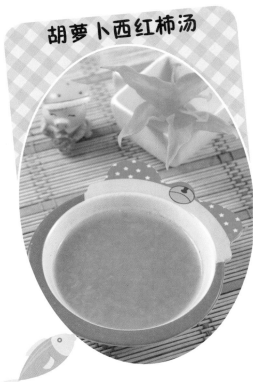

【食材备料】

胡萝卜60克, 西红柿100克, 清高汤适量, 食盐少许。

【妈妈用心做】

1.胡萝卜洗净、去皮、剁成泥状; 西红柿用开水氽烫后去皮, 切成小块, 放入碗中研磨成泥。

2.锅中倒入撇去浮油的清高汤, 放入胡萝卜泥用大火煮开, 加入西红柿泥, 以小火续煮至熟透, 调入一点儿食盐即可。

【宝宝营养手记】

各类蔬菜煮菜汤或菜水, 要即煮即用。因为放置时间长了, 其中的维生素会逐渐损失。给8个月前的婴儿制作时不要放食盐。

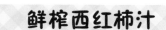

鲜榨西红柿汁

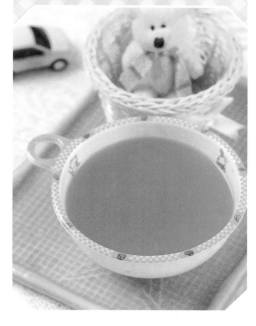

【食材备料】

西红柿200克, 白砂糖少许。

【妈妈用心做】

1.西红柿洗净, 横竖各切一刀, 放入开水锅中烫一下。

2.把烫好的西红柿去皮, 切成小块。

3.将榨汁机清洗消毒, 逐一放入西红柿块, 边放边榨。取过滤出的西红柿汁, 调入白砂糖, 按西红柿汁和水2:1的比例加入温开水, 调匀即可。也可用消过毒的净纱布把切好的西红柿包好, 挤压出西红柿汁。

【宝宝营养手记】

西红柿中维生素含量极为丰富, 同时能养肝胃、清血热, 对宝宝补充营养、促进发育很有帮助。给7～9个月宝宝的果蔬汁可少加些水, 做得更浓一些。随着宝宝的成长, 逐渐可过渡到纯果蔬汁喂食。

珍珠汤

【食材备料】

面粉40克，鸡蛋1个，虾仁15克，净菠菜20克，高汤200毫升，香油、食盐各少许。

【妈妈用心做】

1.取鸡蛋清与面粉混合，加少许水和成面团，揉匀后擀成薄皮，切成黄豆大小的丁，搓成小珍珠面球（面疙瘩一定要小，以利于消化吸收）。

2.虾仁洗净，切成小丁；菠菜用开水烫一下，切成末。

3.将高汤倒入小锅内，下入虾仁丁，烧开后下入面疙瘩，调入食盐煮熟，再淋入搅匀的鸡蛋黄，加入菠菜末、香油，稍煮即可盛入小碗。

【宝宝营养手记】

虾仁含有丰富蛋白质、钙，有健脑、养胃、润肠的功效，婴幼儿可适量食用。此汤富含蛋白质、各种矿物质及维生素，给婴儿适当常食，能促进生长发育，预防贫血。此汤适宜8个月以上的宝宝食用，但要和喂食葡萄、橘子等水果间隔2小时以上。

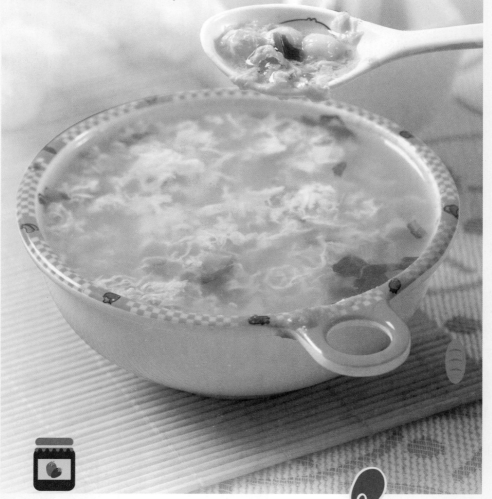

鱼丁蒸蛋

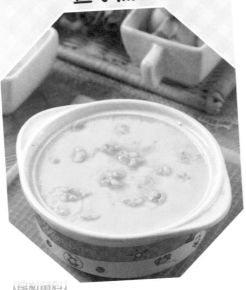

双色蒸蛋黄

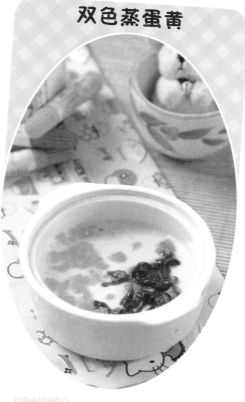

【食材备料】

鲜鱼肉（鲑鱼、鳕鱼、黄骨鱼、黄鱼或草鱼）50克，鸡蛋1个，植物油、食盐各少许。

【烹调细心做】

1.新鲜鱼肉洗净，仔细检查无碎骨后切成小丁，用开水焯一下后沥干。

2.鸡蛋打入碗中搅散，加少许水搅匀，再放食盐、植物油搅匀，将鱼肉丁放入蛋液中。

3.把调好的鱼丁鸡蛋放入锅中，蒸至嫩熟，出锅待稍凉给宝宝吃。

【宝宝营养手记】

适宜8个月以上的婴儿食用。这时可给宝宝喂食一些小块或小丁的食物，如西蓝花、土豆、鱼肉等，在保证营养的同时，可以更好地锻炼咀嚼和吞咽的能力。

鱼肉含有丰富的营养成分，细嫩而不腻，开胃滋补，对身体瘦弱、食欲不佳的宝宝十分适宜。鲑鱼、鳕鱼、鳜鱼、黄鱼、草鱼都很适合制作宝宝的辅食。鲑鱼有助于增强大脑功能，保护视力，促进生长发育；草鱼、鳜鱼则含有丰富的不饱和脂肪酸，能滋补强体；黄鱼营养全面，有安神益气、健脾开胃的作用。

【食材备料】

生鸡蛋黄2个，嫩菠菜15克，胡萝卜丁10克，高汤少许。

【烹调细心做】

1.将鸡蛋黄打散，与高汤混合、调匀，放入蒸笼中用中火蒸3分钟。

2.嫩菠菜和胡萝卜丁分别下入沸水锅中焯透，剁制或研磨成碎末，置于蛋黄上，继续蒸至蛋黄嫩熟即可。

【宝宝营养手记】

以蛋黄和新鲜蔬菜组合，对7个月以上的宝宝很适宜。妈妈可以不时调换蔬菜的搭配以丰富宝宝的口味。蛋黄中含有丰富的钙、锌、磷、铁等矿物质和高生物价蛋白质及B族维生素，所含的卵磷脂对神经系统和身体发育有很大帮助。胡萝卜中丰富的维生素A能益肝明目，是骨骼正常生长发育的必需物质。菠菜中含各种维生素较多，有助于营养均衡摄取。

81

樱桃菠萝羹

【食物备料】

鲜菠萝肉150克，樱桃30克，冰糖30克，藕粉20克，食盐少许。

【制作指南】

1.把菠萝肉用淡盐水浸泡一会儿，用清水洗净，切成碎丁；樱桃择去柄，洗净去核，切成碎末；藕粉用少许清水稀释并调匀待用。

2.将菠萝碎丁放入锅内，加入冰糖和适量清水置火上烧开，然后放入樱桃末，用小火煨2分钟，并倒入调好的藕粉，边倒边搅匀，再次开锅时离火即成。

【宝宝营养手记】

樱桃的含铁量很高，既有益于宝宝防治缺铁性贫血，又有助于大脑的发育和增强体质；菠萝香甜汁多，有健胃消食、清胃解渴、补脾止泻的作用；藕粉老少皆宜，能益胃健脾，补益养血，调理小儿食欲不振。

樱桃性温热，宝宝患热性病及虚热咳嗽时要忌食。另外，皮肤有过敏症状的宝宝要慎食菠萝，最好暂时不要在膳食中添加。

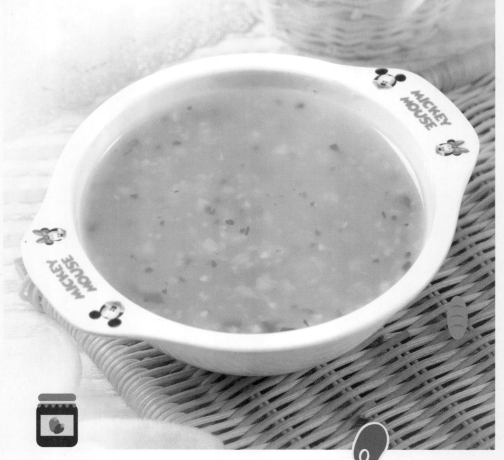

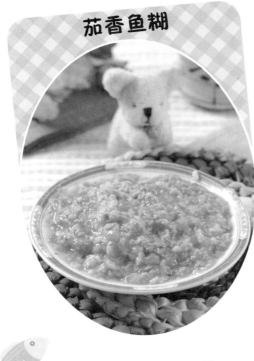

茄香鱼糊

【营养原料】

鳜鱼肉100克，西红柿80克，鸡汤、食盐各少许。

【制作指导】

1.将去净骨刺的鳜鱼肉煮熟，捞出后再除一次鱼刺，然后把鱼肉捣碎。

2.西红柿洗净，用开水烫一下，剥去皮，切成碎末。

3.将鸡汤撇去浮油，倒入锅里，加入鳜鱼肉末煮片刻，再加入西红柿末、食盐，用小火煮成糊状后起锅，放温后即可喂食宝宝。

【宝宝营养手记】

鳜鱼肉刺少且细嫩丰满，极易消化，含有蛋白质及丰富的钙、磷、钾、镁、硒等营养元素。对于消化功能尚不完善的婴幼儿来说，适量喂食鳜鱼肉既利于营养补充，又不必担心消化问题。

婴儿吃盐不宜过早，一般8个月前应尽量避免吃盐，8～9个月时在辅食中才开始尝试加一点点食盐，但要严格控制数量，每天最多不超过1克。

混合蔬菜米糊

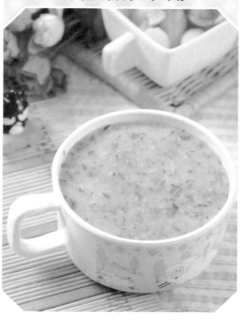

【营养原料】

去皮胡萝卜20克，小白菜15克，小油菜20克，鲜香菇15克，婴儿米粉适量（以制作1小碗所需分量为准）。

【制作指导】

1.将所有蔬菜洗净，都切成碎末，放入烧沸少许水的锅中煮透（或蒸制）备用。

2.待稍凉后，过滤出所有蔬菜，研磨成蔬菜泥，然后和菜汤混合，加入婴儿米粉中拌匀即成。

【宝宝营养手记】

8～9个月的婴儿需要进一步添加辅食，品种应多种多样，以多种蔬菜组合代替单一的品种，丰富了营养的搭配。也可以再加入一些肉末，荤素搭配的同时也更利于宝宝锻炼咀嚼能力，丰富摄入营养。

83

米汤·小白菜泥

【食材备料】

鲜嫩小白菜60克，浓米汤30毫升。

【妈妈用心做】

1.小白菜择洗干净，切成碎末。

2.将小白菜末装盘，放入蒸锅中蒸熟（也可加少许水煮熟），取出后研磨成泥状。

3.将浓米汤加入小白菜泥中，拌匀即可。

【宝宝营养手记】

小白菜中的钙、磷等矿物质和维生素A、叶酸、维生素K含量丰富，对保证婴儿骨骼、牙齿、眼睛的健康发育，促进正常红细胞生成及防止婴儿出血性疾病都很有帮助。也可用撇了油的清高汤来拌制。

根据月龄不同，妈妈可把单独的菜泥（可与菜汁同拌匀）或两种及多种蔬菜混合制作的菜泥给宝宝吃。但开始时应少量，循序渐进地增加分量、品种。

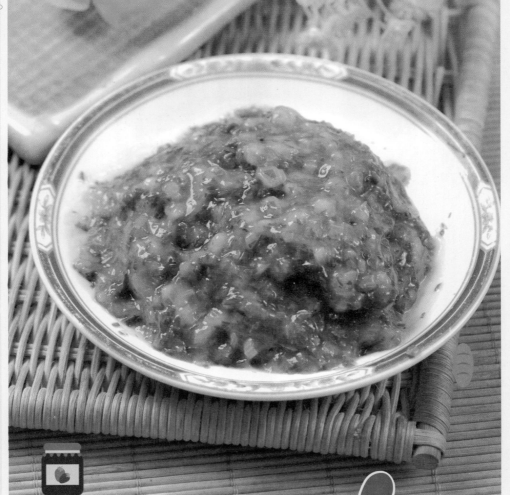

胡萝卜苹果泥汤

【食材留料】

胡萝卜60克, 苹果100克, 米汤适量, 牛奶、白砂糖各少许。

【制作心说】

1.胡萝卜去皮、洗净, 切成碎粒; 苹果去皮, 切成碎粒。

2.将胡萝卜粒用少许开水煮透, 研磨均匀, 再放入锅中, 加入米汤用微火煮。

3.加入苹果粒煮透, 再加入牛奶、白砂糖拌匀, 稍煮即可。

【宝宝营养手记】

此款辅食各类营养全面, 可作为点心给宝宝添加. 宝宝学会了用舌头碾碎食物, 就会逐渐学会吞咽, 但辅食中的水分少了就会让宝宝吞咽困难, 要注意.适当烹制适合宝宝口味的羹、汤.

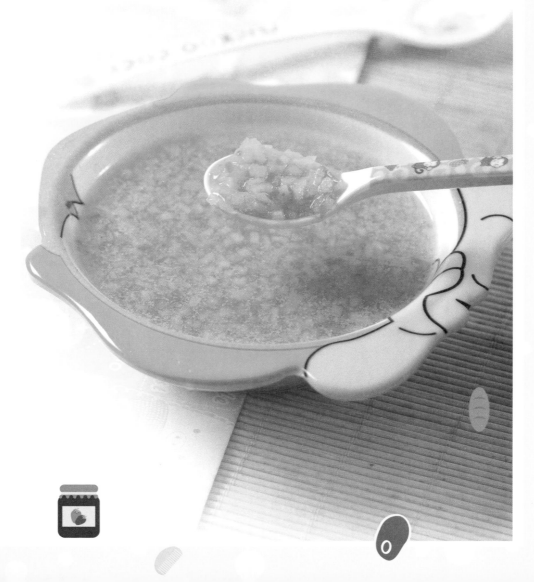

西红柿面包泥

【食材备料】

西红柿60克，面包片1~2片，鸡骨高汤150毫升。

【妈妈精心做】

1.西红柿洗净，去皮后切成丁；面包片切成丁。

2.将鸡骨高汤入锅置火上加热，放入西红柿丁煮1分钟，再加入面包丁，煮至软烂入味即可。

【宝宝营养手记】

西红柿中含有丰富的维生素C、B族维生素和维生素P，对宝宝的健康发育很有帮助。面包含有蛋白质、脂肪、碳水化合物、少量维生素及钙、钾、镁、锌等矿物质，和西红柿、高汤搭配，易于消化，有助于新陈代谢和身体健康，十分适合7~9个月的宝宝。

7个月的婴儿牙齿萌出，咀嚼能力逐渐加强，可以在辅食中逐量添加一些碎菜、肉末、鱼末等，以练习咀嚼功能，满足对营养的需要。

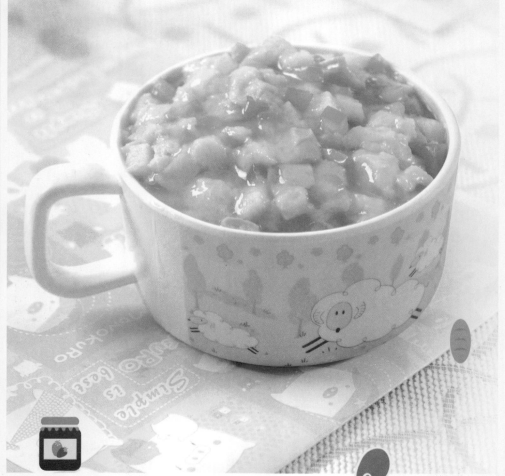

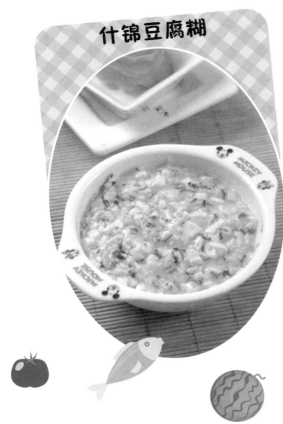

什锦豆腐糊

【食材备料】

嫩豆腐1/2块，精细猪肉末15克，绿色蔬菜末（小白菜、小油菜、圆白菜、苋菜等）15克，鸡蛋液（半个鸡蛋），酱油少许，肉汤适量。

【烹调心做】

1.嫩豆腐放入开水中焯一下，沥干水后切成碎块。

2.猪肉末放入锅内，加入肉汤、酱油、碎豆腐块和绿色蔬菜末，用慢火煮熟，然后把调匀的鸡蛋液倒入锅内，边倒边不停搅拌，煮成糊状即可。

【宝宝营养手记】

7个月后，宝宝的营养需求量进一步加大，必须添加更多品种的营养辅食。将豆腐、瘦肉、青菜、鸡蛋组合，各类营养相互补充，能及时补给宝宝生长发育所需的各种营养物质。也可以用鸡肉、鱼肉来代替猪肉，蔬菜亦可灵活选择和搭配。

【食材备料】

小土鸡蛋2个，7倍水的粥100克。

【烹调心做】

1.小土鸡蛋煮熟，去壳取鸡蛋黄。

2.7倍水的粥入小锅煮开，研磨成稀米糊状（还可把粥倒入搅拌器中搅打成米糊），加入鸡蛋黄即可喂食。

【宝宝营养手记】

也可用婴儿米粉来制作米糊，用开水、清米汤或牛奶调制均可。宝宝月龄增大至9个月时，每天的蛋黄分量可根据情况加至1～2个。

双黄米糊

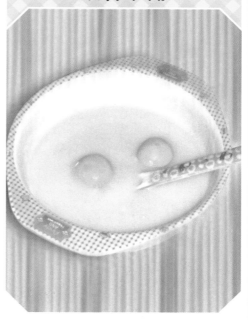

优质宝宝营养辅食方案

鲑鱼面

【食材备料】

鲑鱼肉50克，面条30克，鲜鱼高汤200毫升，食盐少许。

【妈咪担心做】

1.鲑鱼肉洗净，下入滚水锅中煮一下，取出后切成小片；面条用剪刀剪成约1.5厘米长的小段。

2.鲜鱼高汤倒入锅中加热，将面条段放入滤网中，用开水冲洗一下后放入锅中，煮至面条成熟。

3.放入鲑鱼肉片煮滚，加入一点儿食盐调味即可。

【宝宝营养手记】

鲑鱼即三文鱼，具有很高的营养价值，含有丰富的不饱和脂肪酸，对维护心血管的健康有很大的作用。所含的ω-3脂肪酸更是脑部、视网膜及神经系统发育必不可少的物质，可促进大脑发育和增强脑功能。烹煮时切勿把鲑鱼肉煮得过烂，九成熟即可，以保持鲜嫩口味。要特别注意的是，给宝宝添加、喂食各类鱼肉时，要仔细将鱼刺清除干净。

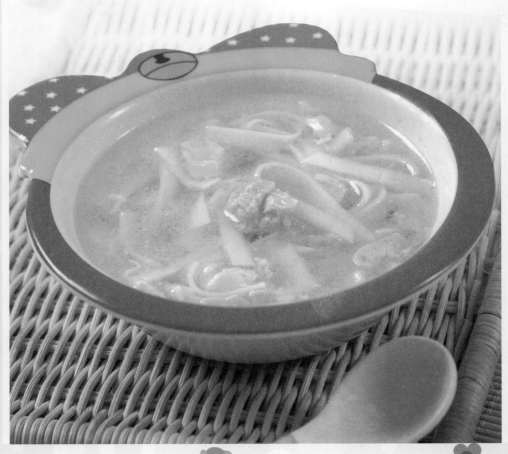

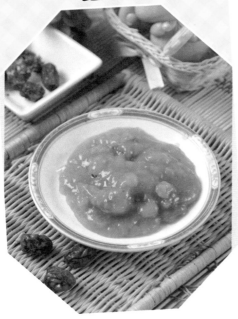

红枣泥

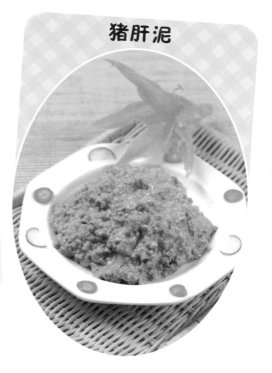

猪肝泥

【食材备料】

红枣10~12枚，白砂糖少许。

【调调吧心做】

1.红枣洗净，放入锅内，加入适量清水煮15~20分钟，直至烂熟。

2.去净红枣的皮、核，将红枣果肉捣成泥状，加少许水煮片刻，再加入白砂糖调匀即可。

【宝宝营养手记】

红枣最突出的特点是维生素含量高，富含的钙和铁有利于婴儿骨骼的发育和预防贫血，可大大提高身体的免疫力。其宁心安神、增强食欲的作用有益于宝宝的情绪稳定和正常进食。

但是枣吃多了会胀气，如果发现宝宝有腹胀现象，应暂停喂食。

【食材备料】

鲜猪肝50克，酱油少许。

【调调吧心做】

1.将猪肝仔细清洗后剖开，去掉筋膜再洗净，剁成碎蓉，加入一点点酱油腌10分钟。

2.锅里放少许水，烧沸后放入猪肝蓉煮至烂熟（或蒸熟）即可。

【宝宝营养手记】

适合7个月以上的宝宝。适量吃些动物肝或动物血，可补充铁质和维生素A，能调节和改善造血系统的生理功能，对预防小儿贫血、保护眼睛和皮肤的健康有益。

猪肝不宜与鱼肉及富含维生素C的食物同食。

肝是动物体内最大的毒物中转站和解毒器官，清洗要细致。买回的鲜肝应至少冲洗10分钟，再放入清水中浸泡30分钟，烹调时间也不能太短，一定要保证熟透。

89

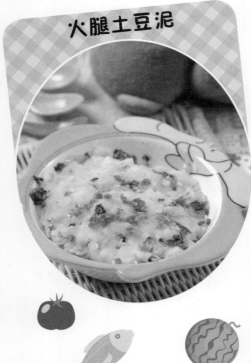

火腿土豆泥

【食材备料】

土豆100克，熟瘦火腿5克，生菜叶15克，香油、食盐各少许。

【烹调用心做】

1.土豆去皮洗净，切成小块，放入锅内，置火上加适量水煮烂，捞出压磨成泥状。

2.熟火腿切成极细的碎末；生菜叶用开水烫透，沥干切成碎末。

3.把土豆泥盛碗，加入火腿末、生菜末、香油、食盐和少许煮土豆的汤，拌匀即可。

【宝宝营养手记】

适宜8个月以上的婴儿。土豆含有大量淀粉和蛋白质、膳食纤维、B族维生素、维生素C及钙、磷、钾等矿物质元素，易于消化吸收，能促进消化功能，帮助排毒，防止便秘。

从宝宝开始出牙时，就要添加更为丰富的辅食为断奶做准备了。但要让宝宝从稀到稠、从细到粗、从单一到多样逐渐适应各种食物，才利于为顺利断奶打下良好基础。

【食材备料】

苹果50克，红薯50克，牛奶15毫升，白砂糖3克。

【烹调用心做】

1.将红薯洗净，煮（或蒸）至熟软，去皮，切小块后再压磨成泥状。

2.将苹果去皮、去核，切成块，用清水煮软，捣碎研磨成泥状。

3.将苹果泥、红薯泥混合装碗，加入牛奶、白砂糖，拌匀即成。

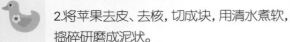

苹果红薯泥

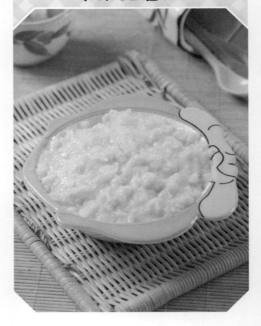

【宝宝营养手记】

红薯含有丰富的糖分、蛋白质、纤维素和多种维生素，可和血补中、宽肠通便、增强免疫功能；吃苹果可减轻忧郁，消除不良情绪，提神醒脑，帮助改善呼吸系统和肺功能。此辅食十分有益于婴儿的发育，可防止宝宝发生便秘，提高抵抗力，还有助于宝宝保持愉快的心情。红薯忌与柿子、西红柿、香蕉同食，妈妈准备食物时要注意避免。

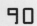

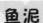

鱼泥

【食物备料】

新鲜净鱼肉60克，热米汤30毫升（2大匙）。

【制作过程】

1.将处理干净的鱼放入开水中，煮至熟透后剥去鱼皮，除净鱼骨刺，取约60克鱼肉研磨碎，然后用干净的布包起来，挤去水分。

2.将鱼肉放入小锅内，加入热米汤调匀，用小火煮至鱼肉软烂如泥时即可。

【宝宝营养手记】

鱼泥富含蛋白质、不饱和脂肪酸及维生素、矿物质，而且细嫩易于消化，能促进发育，提高抵抗力。6~7个月的宝宝即可酌量添加喂食，给满8个月的宝宝做时可酌情加一点食盐或儿童酱油调味。没有米汤时可加开水或煮鱼的汤来煮鱼泥。

也可把鱼泥加入米粥中一起喂给宝宝，每间隔3~4天喂一次。可选平鱼、黄鱼、鳕鱼或鲅鱼等，这些都是刺少、易消化且营养极为丰富的鱼种。

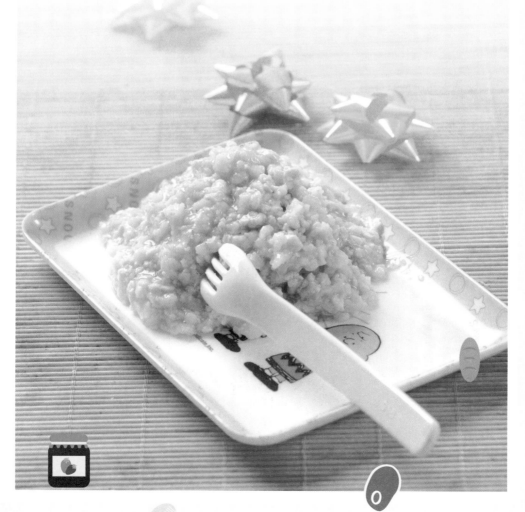

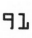

奶香南瓜泥

【食材备料】

南瓜150克,婴儿牛奶60毫升。

【妈妈精心做】

1.南瓜去瓤,连皮切成块状,放入锅中,用中小火煮至熟软后捞起。

2.用汤匙刮取南瓜肉,装碗后捣磨成泥状,加入婴儿牛奶拌匀即成。

【宝宝营养手记】

南瓜所含果胶可以保护胃肠道黏膜,加强胃肠蠕动,帮助食物消化,它所含丰富的锌为人体生长发育的重要物质,能促进健康发育,增长智力。此辅食适合婴儿满6个月后添加。第一次可先喂1大匙,视宝宝的反应再增加分量,也可以用过滤后的大骨汤、蔬菜汤、鸡骨汤等任何一种汤来做。

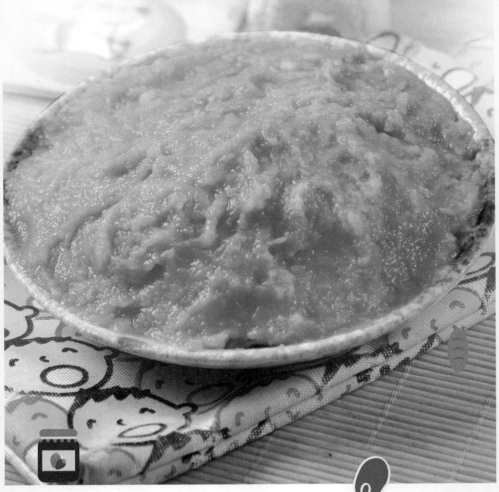

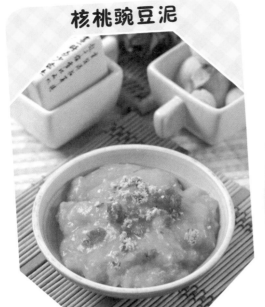

核桃豌豆泥

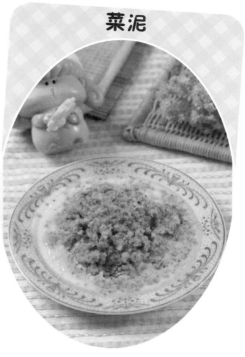

菜泥

【食材备料】

鲜豌豆100克，熟核桃仁20克，葡萄干15克，湿淀粉、白砂糖、植物油各少许。

【烹调心做】

1.鲜豌豆洗净，放入烧开水的锅中煮至熟软，捞出研磨成泥。

2.锅里放少许水和白砂糖，放入豌豆泥煮开，用湿淀粉勾芡，待煮成泥糊状时盛入碗中。

3.核桃仁泡一下开水，去膜后捣成泥状，葡萄干切成碎末，将二者撒在豌豆泥上，拌匀即可。

【宝宝营养手记】

核桃仁含有较多的蛋白质、B族维生素、维生素E及人体必需的不饱和脂肪酸，能滋养脑细胞，增强脑功能；豌豆中富含人体所需的各种营养物质，对提高宝宝的抗病能力很有助益，其中的膳食纤维能促进肠胃蠕动，有通便洁肠的功效。

【食材备料】

豌豆15克，去皮土豆25克，去皮胡萝卜20克，菜花20克，鸡蛋1个，食盐少许。

【烹调心做】

1.所有蔬菜都洗净切碎，入锅加食盐和适量水，煮熟。

2.待凉后将煮好的蔬菜压磨成泥，放入蒸盘，倒上鸡蛋液搅匀，入开水蒸锅蒸熟即可。

【宝宝营养手记】

以4种适宜婴儿吃的蔬菜搭配鸡蛋同烹，营养能相互补充增进，对婴儿的健康生长很有帮助，也可把混合蔬菜泥放入粥里烹煮。

婴儿5~6个月时就可喂食菜泥类辅食，但开始时每次只宜给一种蔬菜泥。从曼的量开始，渐渐增加分量和品种，至8~9个月时用多种蔬菜、食物混合，并可加入少许食盐。

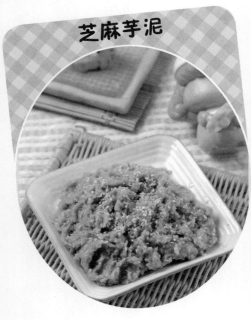

芝麻芋泥

【食材备料】

芋头100克，熟芝麻3克，清高汤15毫升，食盐少许。

【制作用心做】

1.芋头去皮，清洗干净后切成块，放入开水锅中煮（或蒸）至熟软，研磨成泥状。

2.加入少量清高汤（或开水）把芋泥调稀一点，再加入熟芝麻、食盐拌匀即可。

【宝宝营养手记】

芋头所含的丰富营养物质能增强宝宝的免疫功能，同时可增进食欲，帮助消化。芝麻含有大量蛋白质、糖类、维生素A、维生素E、卵磷脂、钙、铁、镁等营养成分，有保肝护心、养血护肤的功效，可使宝宝皮肤细腻光滑、红润光泽，有助于防止各种皮肤炎症。

小儿食滞者不宜喂食芋头，还忌与香蕉同食。由于香蕉在婴儿膳食中比较常用，所以在安排饮食时要注意，避免。

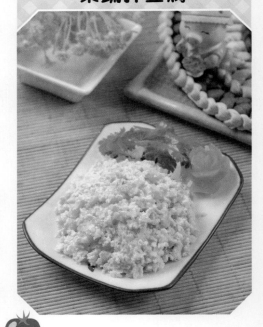

果蔬拌豆腐

【食材备料】

豆腐50克，苹果肉20克，南瓜肉20克，葡萄糖（或白砂糖）少许。

【制作用心做】

1.豆腐入锅加水煮熟，沥去水分后压磨成泥；南瓜肉蒸熟，压磨成泥。

2.苹果肉切碎，和南瓜泥一同加入豆腐泥中，再加入葡萄糖拌匀即可。

【宝宝营养手记】

豆腐中的完全优质蛋白质含量丰富，营养价值高；丰富的大豆卵磷脂更是有益于神经、血管、大脑的生长发育。用水果、蔬菜与其搭配，不仅提高了营养利用率，也利于宝宝适应多种食物。

根据具体情况可以选择不同的新鲜果蔬品种，也可用各类蔬菜泥取代水果。小儿消化不良时不宜多食豆腐制作的辅食。

蔬果薯蓉

【食材备料】

土豆150克，胡萝卜、香蕉各60克，木瓜、苹果、梨各30克，牛奶1大匙。

【制作心做】

1.将土豆、胡萝卜去皮后洗净，切成薄片，分别入锅加适量水用文火煮至软烂。

2.把土豆片沥净水，压磨成蓉泥，加入牛奶拌匀。

3.将胡萝卜片、香蕉、木瓜分别压磨成泥状，苹果、梨用小匙刮出果蓉，然后分别和土豆蓉混合搅匀，也可以把几种原料一同混合拌匀。制作时还可根据宝宝的口味喜好灵活组合食材。

【喂宝宝扫士记】

婴儿期的宝宝易发生维生素的营养缺乏症，给8个月以上的宝宝经常喂一些混合果蔬泥，可以补充维生素，防治一些营养缺乏病。煮胡萝卜的水可以给婴儿当蔬菜水喝，而煮土豆的水则可以用来调制果糊。

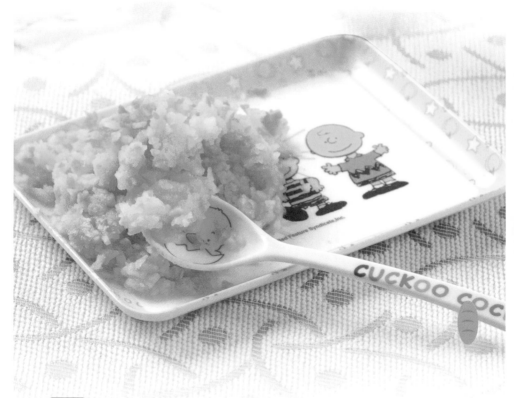

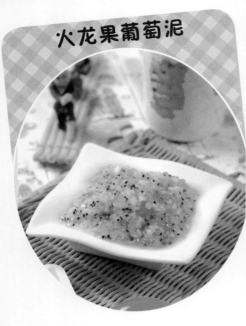

火龙果葡萄泥

【食材备料】

火龙果100克,葡萄60克。

【妈妈用心做】

1.火龙果去皮,取果肉用磨泥器研磨成果泥。

2.葡萄洗净,用开水浸泡一会儿,去皮、去子,用汤匙压碎后研磨成泥状。

3.将葡萄泥和与火龙果泥混合,拌匀即可。

【宝宝营养手记】

此品适合8个月以上的婴儿。葡萄中所含的糖分主要是葡萄糖,能很快被人体吸收,对生长发育十分有益。此果泥中含各类维生素和矿物质较全面,对健康和发育十分有益。一般情况下,应先让宝宝分别适应一种果泥,再混合喂食,这样能更好地保护婴儿的肠胃。

给7个月以上的婴儿添加辅食,品种要丰富多样。可以将两种或几种蔬菜、水果混合,做成混合果泥、菜泥,满足营养供给的同时让宝宝适应多种口味的混合。

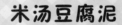

米汤豆腐泥

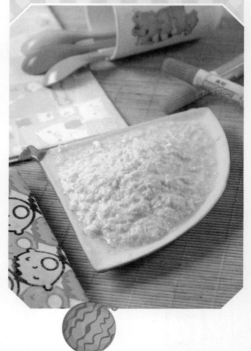

【食材备料】

嫩豆腐100克,米汤适量。

【妈妈用心做】

1.将嫩豆腐切成块,放入小锅中,加入可盖过豆腐的水,煮熟后捞起,沥干水分。

2.将豆腐块放入碗中,用汤匙压成泥状,再加入适量米汤,拌匀即成。可在喂宝宝时调入少许白砂糖或食盐。

【宝宝营养手记】

豆腐的蛋白质含量丰富且优质,不仅含有人体必需的8种氨基酸,而且比例也接近人体需要,其所含的丰富大豆卵磷脂还有益于神经、血管、大脑的发育生长,适合7个月以上的婴儿。也可以用鸡汤、排骨汤或鱼汤来煮豆腐。

米汤的分量可根据宝宝的月龄渐渐减少,让豆腐泥的浓度慢慢增加。但小儿消化不良时则不宜多食添加了豆腐的辅食。

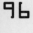

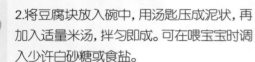

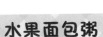

水果面包粥

【食物备料】

小面包1/2个（或面包片1~2片），鲜苹果汁60毫升，切成丁的桃子、猕猴桃、橘子、苹果各15克。

【妈妈耐心做】

1.把面包切成均匀的小碎块，与苹果汁一同放入锅内，加适量水煮软。

2.再把切成碎丁的桃子、猕猴桃、橘子、苹果混合在一起拌匀，放入锅内，稍煮片刻即成。

【宝宝喂养手记】

宝宝7个月后，已经能轻松地活动自己的舌头了，其舌头和上腭间的摩擦已足够碾碎食物，要将切得较细较碎的食物逐步添加到宝宝的辅食中，食物的软硬度以豆腐的软硬程度作为大概的参考。

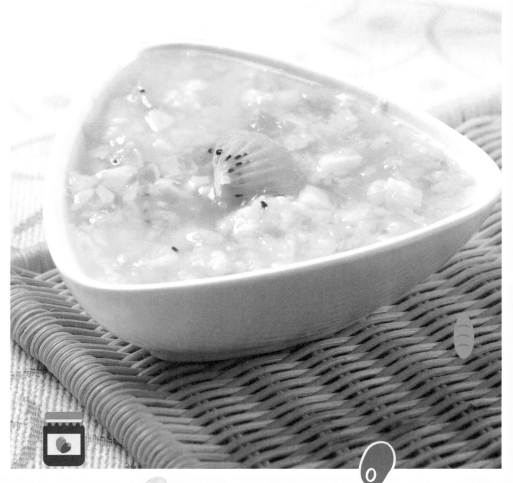

猪肝粥

【食材备料】

新鲜猪肝30克，嫩白菜叶（或菠菜）50克，白粥1小碗，食盐、植物油各少许。

【烹调相心做】

1.猪肝仔细清洗干净，剁成末；白菜叶洗净，用开水焯一下，沥水后切成碎末。

2.白粥煮开后，加入猪肝末。

3.继续煮至米烂且猪肝熟透时，加入白菜末和植物油、食盐拌匀，再稍煮即可。

【宝宝营养手记】

此粥美味健康，有助于预防和改善小儿贫血，还可养胃健胃，促进正常生长。宝宝8个月以后，可以尝试在他的食物里添加一点点食盐和油，让其试着适应，但高脂、太咸和加有香料的食物应避免。每周可以给宝宝添加1~2次专门制做的动物肝，但不宜多。

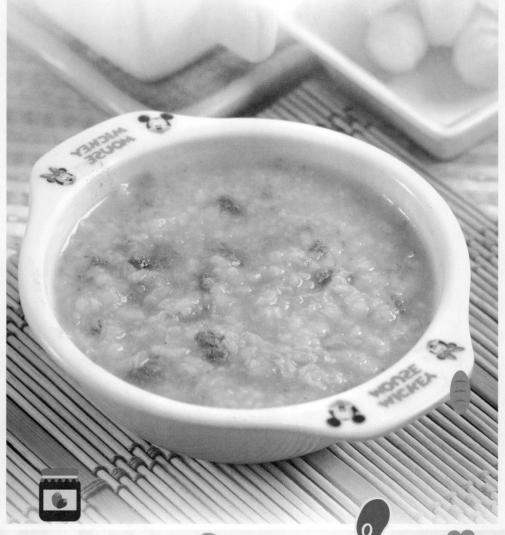

白菜米粥

【食材备料】

嫩白菜心30克,大米(或小米)30克,熟植物油、食盐各少许。

【制作方法】

1.取白菜心洗净,切成末;大米淘洗干净,用清水浸泡1~2个小时。

2.粥锅内加入200毫升水,置火上烧开后加入大米,煮片刻后转用小火煮30分钟,加入切好的嫩白菜心,再煮10分钟,调入食盐和熟植物油即可。

【宝宝营养手记】

给6个月以上的宝宝喂食蔬菜米粥很适宜,小白菜、菠菜、小油菜、卷心菜、苋菜、胡萝卜等新鲜的蔬菜都可选用,或者再加入一点蛋黄、鱼肉或肉末,以增加营养的全面性。但要循序渐进,让宝宝逐一适应。食盐最好在宝宝满8个月后再开始酌情少量添加,还可以加入一些小米,煮成双米蔬菜粥。

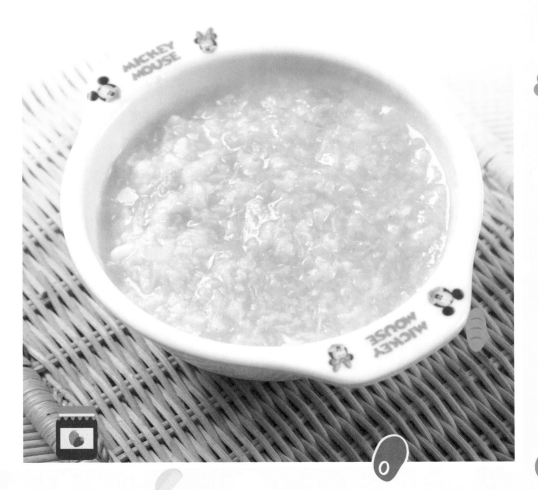

南瓜粥

【食材备料】

软米饭50克，去皮南瓜100克，米汤适量，白砂糖少许。

【妈妈精心做】

1.软米饭入锅，加入米汤（或清水），煮成黏稠的粥。

2.南瓜切成小方块，放入锅中加水煮至熟软（亦可蒸制），捞出研磨成泥状。

3.待粥熬煮至米烂成糊，将南瓜泥放入煮好的粥中拌匀，离火后调入白砂糖，待稍凉后一边搅拌一边喂食宝宝。

【宝宝营养手记】

南瓜内含有丰富的维生素、矿物质和果胶，能起到解毒作用，可保护胃黏膜，帮助消化，促进生长发育。用南瓜煮粥给宝宝吃，十分利于营养成分的消化和吸收。制作时也可直接用大米熬煮成烂粥，再加入南瓜泥。宝宝满8个月后，亦可用清高汤来煮此粥，并以食盐代替糖来调味。

南瓜不宜与虾、鳝鱼、带鱼及富含维生素C的食物同食，否则，食物相克对身体健康有害，妈妈在给宝宝安排饮食时应注意。

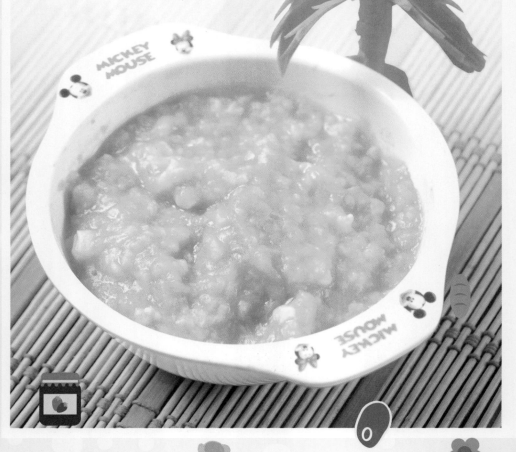

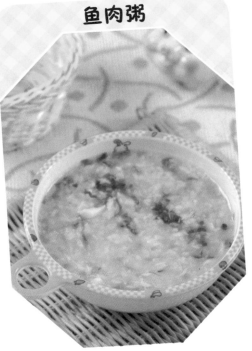

鱼肉粥

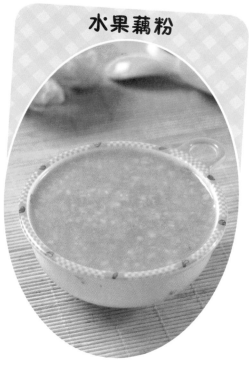

水果藕粉

【食材备料】

大米50克,净鱼肉末50克,净菠菜30克,食盐少许。

【简简单单做】

1.大米淘洗干净后放入锅内,倒入清水用旺火煮开,改用小火煮粥,熬煮至米烂粥黏时,加入鱼肉末。

2.将菠菜择洗干净后用开水焯一下,切成碎末再放入粥内,调入一点食盐,用微火熬煮几分钟即成。

【宝宝营养手记】

此粥荤素搭配,富含优质蛋白质、碳水化合物及钙、磷、铁等矿物质和多种维生素,对宝宝吸收营养和身体健康很有帮助。但一定要仔细剔除干净鱼刺,宜选用肉质细嫩、刺少易消化的鱼类,鳜鱼、三文鱼、鳕鱼、黄鱼、黄骨鱼、鲈鱼等都是良好的选择。

【食材备料】

藕粉30克,水蜜桃50克,香蕉肉30克,苹果肉30克。

【简简单单做】

1.将藕粉加适量水调匀;水蜜桃去皮,和苹果肉都切成极细的末后装碗,和香蕉肉一起研磨成泥。

2.锅置火上,加入200~250毫升水烧开,倒入调匀的藕粉用微火慢慢熬煮,一边煮一边搅动,至透明起黏时加入果泥,再稍煮即可。

【宝宝营养手记】

藕粉能通便止泻、健脾开胃,可增进食欲、促进消化、补益气血,增强身体免疫力,对改善婴儿食欲不振很有帮助。藕粉搭配各种水果,营养更为全面,是良好的健康辅食。可先添加一种水果,待宝宝习惯口味后再增加水果的品种。

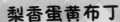

梨香蛋黄布丁

【食材备料】

西洋梨1/2个，婴儿麦粉1匙，婴儿奶60毫升，熟鸡蛋黄1.5~2个。

【妈妈招心做】

1.西洋梨洗净后去皮、子，刮出果肉研磨成泥状。

2.将婴儿麦粉、婴儿牛奶混合搅拌均匀，再加入熟鸡蛋黄、西洋梨泥拌匀，用中火蒸8~10分钟即可。

【宝宝营养手记】

西洋梨细嫩汁多、甘甜可口，含有大量植物纤维、果胶和多种维生素，适当食用能迅速增强健康活力，提高宝宝的食欲，帮助消化，降火解热。也可用苹果、哈密瓜或香蕉来替换。各种水果去皮后最好先用开水烫一下，以起到消毒的作用。

9个月的婴儿，在膳食中选用水果的种类可以更为丰富多样，如苹果、水蜜桃、葡萄、樱桃、哈密瓜、木瓜、香蕉、火龙果等都可以交替使用，以达到口味的多样性和保证营养的全面性。

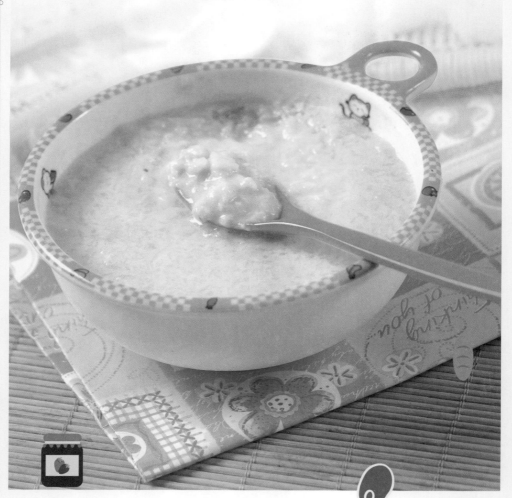

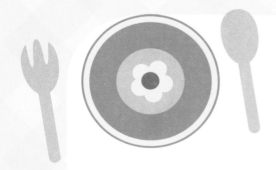

PART 4

10～12个月宝宝的营养辅食

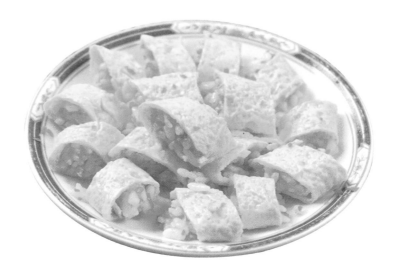

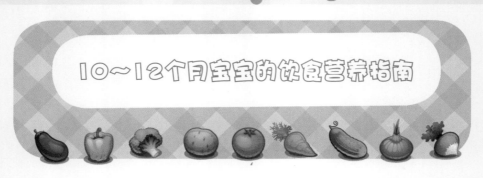

10～12个月宝宝的饮食营养指南

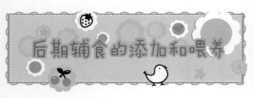

后期辅食的添加和喂养

宝宝10个月

10个月的宝宝，已萌出4～6颗乳牙，有一定咀嚼能力，消化功能也进一步增强，很快就可断母乳了。这时每天总奶量保持在500毫升，在上午、中午、晚上吃三顿辅食。辅食可以稠稀饭、软饭、烂面条为主，可在稀饭或面条中加入肉末、鱼肉丁、碎菜、土豆、胡萝卜等，也可将新鲜蔬菜如胡萝卜、菠菜、大白菜等切碎，与鸡蛋混合后做成蛋卷，总之辅食量要比上个月有所增加。下午加点心时，吃的水果可选香蕉、葡萄、苹果、橘子、草莓等。这个时期正是宝宝学习和模仿大人动作的时候，可以让宝宝和大人坐在一起吃饭。较软、较清淡的饭菜可适当夹给宝宝吃，这样可让宝宝养成良好的进食习惯，为下一步的断奶打好基础。对于10个月以上的婴儿，母乳喂养的次数要减少到早、晚各1次，以免婴儿对母乳形成依赖心理。

宝宝11个月

宝宝11个月了，此时也正是要断奶的阶段，可以正常地吃主食了。此时的辅食可不必再做得像以前那么细、软、烂，但也不能过硬。宝宝断奶后，谷类食品成为宝宝的主要食品，热量主要来源于这些谷类食品。在宝宝的膳食逐渐以米、面为主的同时，还要搭配动物食品、水产食品、蔬菜、豆制品等。为了让宝宝提高进食兴趣，要培养宝宝自己拿勺进食，在食物的制作上可以变化花样，如做些包子、饺子、馄饨、馒头、花卷等。需要指出的是，断奶并不是不让婴儿吃任何乳品，只是让乳品特别是母乳不再成为宝宝的主要食品。牛奶作为补充钙质和其他营养的优选食品，必须给宝宝饮用，每天补充奶量不应该低于350毫升。

宝宝12个月

经过大半年的辅食喂养过程，12个月至满周岁的婴儿一般都可以完全断奶，并逐渐养成了以一日三餐为主，早、晚牛奶为辅的进餐习惯。可能少数宝宝由于某种原因还不能完全断乳，可再延长一段母乳喂养的时间，不过最晚不要超过1.5周岁。宝宝此时还不能够充分消化吸收大人吃的食物，因此饮食制作还应专门考虑，还是要做得细、软及清淡一些。此时必须要保证给宝宝的食物可提供充足的蛋白质和热量，要注意各类营养的均衡，蔬菜、水果及荤素的科学搭配，还需特别关注孩子有无偏食的倾向。

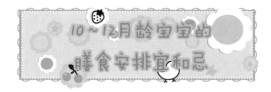

10~12月龄宝宝的膳食安排宜和忌

灵活调节进食的乐趣

这个时期的宝宝可以吃接近成人的食品了（如软饭、烂菜、水果、小肉肠、碎肉、面条、馄饨、小饺子、小蛋糕、蔬菜薄饼等），品种要多样化，以增加宝宝进食的乐趣。手指样的小食物可让宝贝自己抓着吃，以增添其进食的乐趣，但妈妈不宜用食物来奖惩宝宝。

给宝宝断奶不宜过早或过晚

给宝宝断奶不宜过早或过晚（最迟

不能超过18个月）。太早断奶，宝宝的消化系统的功能还未发育完善，不能从普通食物中获取全面营养；太晚断奶，母乳中的营养成分已经改变，不能再适应宝宝生长发育的需要。尤其是在宝宝长牙后，对食物的要求也提高了，需要一些有形的东西来满足牙齿的咀嚼功能，更需及时添加辅食。

逐渐养成一日三餐的习惯

10~12个月的婴儿，存储和消化食物的能力也逐渐基本完善，应每天定时、定量进食。这时妈妈可把宝宝早、中、晚三餐的时间调节到与大人基本一致。午睡后可让宝宝吃一点儿点心，睡前可加喂点配方奶（牛奶），应尽量减少喂母乳了。牛奶是除母乳外营养最均衡的食品了，这个阶段宝宝每天补充的牛奶量不应少于300毫升。有条件的话，最好让孩子喝配方奶到3岁以后。

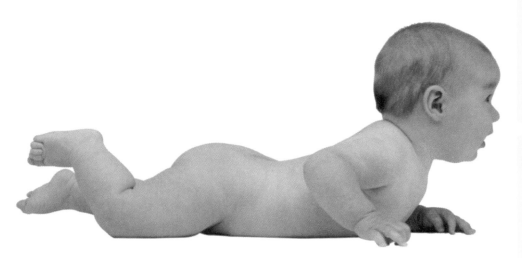

科学为宝贝添加辅食

这个时期宝宝已经学会用牙龈咬东西，提供的食物应该不需压碎或磨碎；不要有过多的太软的糊状或泥状食物，应该是带有咬劲的细碎状食物，并有一定硬度，如肉或鱼可撕成小碎片，蔬菜可切成碎片或小丝等。

饮食上仍要注意清淡

到了10~12个月时，可以让宝宝经常和大人一起吃饭，但宝宝食物的调味还是要清淡，浓淡应是大人的1/3或1/4。制作食物时多采取蒸、煮、焯的方法，这样相对更能保护食物的色香味和营养，也更利于宝宝的消化和吸收。这一时期宝贝的营养主要来自于辅食，要注意饮食的营养均衡。

多鼓励宝宝自己吃东西

一些宝宝常要自己拿汤匙吃，妈妈要多鼓励他这样做，并且帮助和指导他怎样吃。一旦宝贝学会自己拿匙吃，眼与手的协调动作就会发育得很快。这样可能会经常弄得桌面和衣服很脏，但是妈妈要有耐心，千万不要加以责备，以免影响宝宝动作和心理的发育。

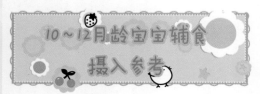

10~12月龄宝宝辅食摄入参考

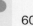

母乳喂养或婴儿配方奶粉，每天共600毫升左右奶量。

每日辅食：2餐饭（谷类+动物性食物+蔬菜）+1份小点心（水果、面包片、饼干）。

每餐：60克软饭（或40克米粉）+30克肉类（鱼肉泥、猪肉泥、肝泥、鸡肉泥等，或加1个蒸蛋羹）+60~100克蔬菜。

即：2勺软饭 + 1勺肉或1个蛋 + 2~3勺菜。

辅食种类如下：

谷类食物：如稠粥、烂饭、面条、饺子、包子、面包、馒头等。

蔬菜水果类食物：蔬菜可做成蔬菜泥或碎菜，可选胡萝卜、油菜、小白菜、菠菜、西红柿、土豆、红薯、南瓜等；新鲜水果可选苹果、桃、香蕉、梨、西瓜、橘子、哈密瓜等。

豆类奶类食物：可选豆制品，如豆腐花、嫩豆腐、豆浆、腐竹等；还需增加较大婴儿配方奶粉或全脂牛奶。

动物性食物：如全蛋、无刺鱼肉、虾、动物血、动物肝泥、瘦肉末、碎肉、鸡肉末等。此外，还需在医生指导下服用鱼肝油。

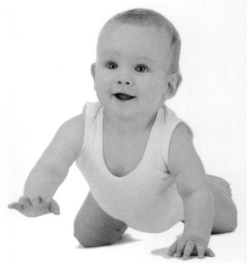

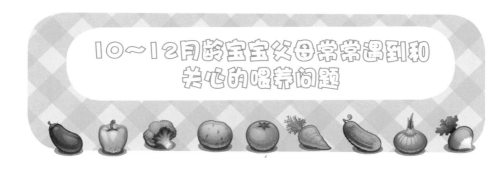

10~12月龄宝宝父母常常遇到和关心的喂养问题

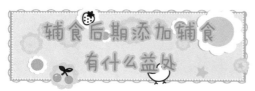

辅食后期添加辅食有什么益处

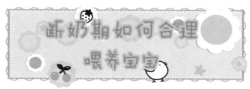

断奶期如何合理喂养宝宝

宝宝出生后9~11个月，属于辅食后期，在这个阶段继续合理添加辅食，对宝宝的正常生长和发育依然有着重要意义。

在这个阶段，宝宝进入了断奶期，每天所需摄入的能量主要来源于辅食。在这样的转换时期，不但要更加重视辅食的营养和食材的变化，连喂养的时间也要与成人"同步"，进行一日三餐、有规律的饮食了。当然，如果每次的食量过多或过硬，宝宝也会因不停地咀嚼而产生疲劳感。此时妈妈安排辅食应遵循营养均衡的原则，并按宝宝的实际需求量进行喂养。

补充断奶时期不足的铁元素。断奶期，宝宝每天的奶摄入量会逐量减少。因此，很有可能发生缺铁现象，这时妈妈在为宝宝准备辅食时，要尤为注重选择含铁量较高的食物。如菠菜、猪肝等食物都是此时的首选。此外，有很多品牌婴幼儿配方奶粉中也很重视铁元素的补充。

9~12个月是宝宝从吃奶为主过渡到吃饭为主的阶段，因而这个时期又被称为断奶期。断奶时，宝宝的食物构成会发生变化，要注意科学喂养。

选择、烹调食物要用心。 选择食物要得当，食物应变换花样，巧妙搭配。烹调食物要尽量做到色、香、味俱全，适应宝宝的消化能力，并引起宝宝的食欲。

饮食要定时定量。 宝宝的胃容量小，所以喂食应当少量多次。刚断母乳的宝宝，每天要保证5餐，早、中、晚餐的时间可与大人一致，但在两餐之间应加牛奶、点心、水果。

喂食要有耐心。 断奶不是一蹴而就的事情，从开始断奶到完全断奶，一定要给宝宝一个适应过程。有的宝宝在断奶过程中可能很不适应，因而喂辅食时要有耐心，让宝宝慢慢咀嚼。

小贴士： 断奶忌太晚，夏季不宜实施断奶计划。因为夏季天气炎热，这样会影响食物消化，导致食欲减退，使宝宝的抵抗力减弱。

107

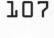

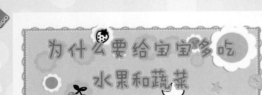

为什么要给宝宝多吃水果和蔬菜

水果和蔬菜可以提供丰富的维生素、矿物质及纤维素，是维护宝宝正常发育不可或缺的食物。吃果蔬比较少的宝宝，可能会遇到一些生理或营养问题。

便秘。宝宝少吃或不吃果蔬所引发的最常见问题就是便秘。因为纤维素摄取不足，使食物消化吸收后剩余的实体变少，造成肠道蠕动的刺激减少。当肠道蠕动变慢时，就容易产生便秘。粪便在肠道中停留的时间过久，还会产生有害的毒性物质，破坏宝宝肠道内有益菌类的生长环境。

肠道环境改变。纤维素可以促进肠道中有益菌类的生长，抑制有害菌类的增生。吃水果比较少的宝宝，肠道的正常环境可能发生变化，影响肠道细胞的健康生长。

热量摄取过多。饮食中缺乏纤维素的饱足感，会造成热量摄取过多，导致肥胖，成年后易患多种慢性疾病。

维生素C摄取不足。维生素C与胶原和结缔组织形成有关，它可使细胞紧密结合；缺乏维生素C时，可能影响宝宝牙齿、牙龈的健康，易导致皮下出血及身体感染。

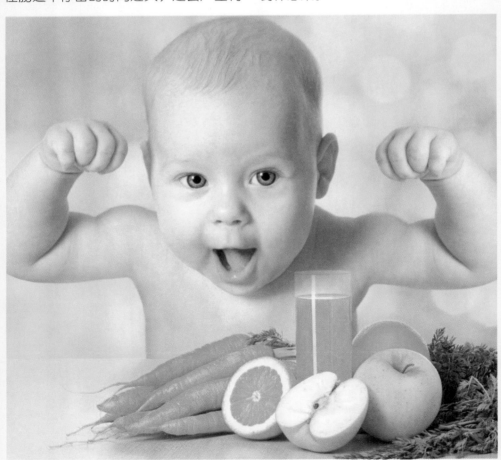

维生素A摄取不足。 缺乏维生素A时，宝宝可能出现夜盲症、毛囊性皮肤炎、身体感染等症状，甚至影响宝宝心智发展。黄、橘色蔬果富含可以在体内转化为维生素A的β-胡萝卜素。

免疫力下降。 蔬果富含抗氧化物的成分（如维生素C、β-胡萝卜素）。摄取不足时，则影响细胞组织的健全发展，使免疫力下降，导致宝宝易受感染、生病。

小贴士： 给宝宝吃粗纤维含量丰富的食物时，应尽量做到细、软、烂。

呕吐的动作。 部分果蔬含有特殊气味（如苦瓜、荠菜、荔枝），宝宝可能不太接受，可减少供应的量或等宝宝较大时再试。

太酸了。 大部分的宝宝可能无法接受太酸的水果，可将水果放得较熟以后再吃。也可试试混合甜的水果加些酸奶打成果汁（不滤汁），或是做成果冻吸引宝宝尝试。

小叮咛： 宝宝宜多吃水果，但柿子不可多吃。因为柿子中含有不易消化的物质，宝宝吃多后会造成胃胀不适、消化不良甚至呕吐。

宝宝拒绝吃果蔬怎么办

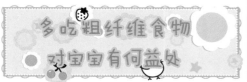

多吃粗纤维食物对宝宝有何益处

当宝宝不喜欢吃果蔬时，会用一些表达方式或具体行为来拒绝。这时妈妈切不要马上放弃，而应该找一下原因，想一想适合自己宝宝的解决方法，并让其慢慢接受。

饭菜在口中含了好久。 观察看看，是不是因为有青菜在里边。如果是，下一口食物可选择宝宝喜欢的食物。有时可将宝宝喜欢吃的食物与蔬菜混合在饭中，一起喂食。

咬不下去。 因蔬菜纤维素的存在，宝宝咀嚼较费力，可能容易放弃吃这类食物。制作餐点时，记得选择新鲜幼嫩的原料，或将食物煮得较软，便于宝宝进食。

吞不下去。 金针菇、豆苗等纤维太长的蔬菜，直接吞食容易造成宝宝吞咽困难或产生呕吐的动作，建议制作时应先切细或剁碎。

粗纤维广泛存在于各种粗粮、蔬菜及豆类食物中。一般来讲，含粗纤维的粮食有玉米、豆类等；含粗纤维数量较多的蔬菜有油菜、韭菜、芹菜、荠菜等。另外，花生、核桃、桃、柿、枣、橄榄也含有较丰富的膳食纤维，而这些膳食纤维与其他人体所必需的营养素一样，是宝宝生长发育所必需的。

有助于宝宝牙齿发育。 吃粗纤维食物时，必然要经过反复咀嚼才能吞咽下去，这个咀嚼的过程既能锻炼咀嚼肌，也有利于牙齿的发育。此外，经常有规律地让宝宝咀嚼硬度、弹性适当和纤维素含量高的食物，还可减少蛋糕、饼干、奶糖等甜腻食品对牙齿及牙周的黏着，从而防止宝宝龋齿的发生。

可防止便秘。 粗纤维能促进肠蠕动、增强胃肠道的消化功能，从而增加粪便量，防止宝宝便秘。与此同时，粗纤维还可以改变肠道菌丛，稀释粪便中的致癌物质，并减少致癌物质与肠黏膜的接触，有预防大肠癌的作用。

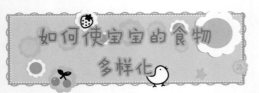

如何使宝宝的食物多样化

宝宝满9个月以后，无论是辅食种类还是制作方法，宝宝的食物都要尽可能丰富和多样化。

谷类。 添加辅食初期给宝宝制作的粥、米糊、汤面等都属于谷类食物，这类食物是最容易为宝宝接受和消化的食物，也是碳水化合物的主要来源。宝宝长到7~8个月时，牙齿开始萌出，这时在添加粥、米糊、汤面的基础上，可给宝宝喂一些帮助磨牙、促进牙齿生长的饼干、烤馒头片、烤面包片等。

动物性食品及豆类。 动物性食物主要指鸡蛋、肉、鱼、奶等，豆类指豆腐和豆制品，这些食物富含蛋白质，提供宝宝生长发育过程中必需的营养。动物的肝及血除了提供蛋白质外，还提供足量的铁，可以预防缺铁性贫血。

蔬菜和水果。 蔬菜和水果富含宝宝生长发育所需的维生素和矿物质：胡萝卜含有较丰富的维生素D、维生素C，菠菜含钙、铁、维生素C，绿叶蔬菜含较多的B族维生素，橘子、苹果、西瓜富含维生素C。对于1岁以内的宝宝，可以食用鲜果汁、蔬菜水、菜泥、苹果泥、香蕉泥、胡萝卜泥、红心白薯泥、碎菜等方式摄入其所含营养素。

油脂和糖。 宝宝胃容量小，所吃的食物量少，热能不足，所以应适当摄入油脂、糖等体积小、热能高的食物，但要注意不宜过量，油脂应是植物油而不是动物油。

巧妙烹调。 烹调宝宝食品时，应注意各种食物颜色的调配；味道不能太咸，不要加味精；食物可做成有趣的形状；另外，食物要细、软、碎、烂。

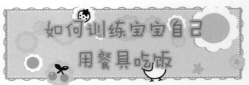

如何训练宝宝自己用餐具吃饭

宝宝六七个月时就已经开始吃"手抓饭"了。到了10个月时，宝宝手指比以前更灵活，大拇指和其他4个手指能对指了，基本可以自己抓握和取东西了，这时就应该让宝宝自己动手用简单的餐具进餐。其实，训练宝宝自己吃饭，并不像想象中那么困难，只要妈妈多点耐心，多点包容心，是很容易办到的。

汤匙、叉子。 10个月时，妈妈可以让宝宝试着使用婴幼儿专用的小汤匙来吃辅食。由于宝宝的手指灵活度尚不是很好，所以一开始多半会采取握姿，妈妈可以从旁协助。如果宝宝不小心将汤匙摔在地上，妈妈也要耐心地引导，不可以严厉地指责宝宝，以免宝宝排斥学习；宝宝到了1岁左右，通常就可以灵活运用汤匙了。

碗。 到了10个月左右，妈妈就可以准备底部宽广、较轻的碗让宝宝试着使用。不过，由于宝宝的力气较小，所以装在碗里的东西最好不要超过1/3，以免过重或溢出，为了避免宝宝烫伤，装的食物也不宜太热。拿碗时，只要让宝宝用双手握住碗两旁的把手就可以了。此外，宝宝可能不懂一口一口地喝，妈妈可以从旁协助，调整每次喝的量。

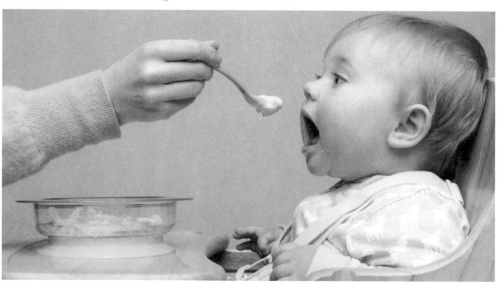

杯子。 宝宝1岁左右，妈妈就可以使用学习杯来教导宝宝使用杯子了。一开始应让宝宝两手扶在杯子1/3的位置再小心端起，以避免水洒出来。到了3岁左右，宝宝就可以自己端稳而不洒出来了。

小叮咛： 刚刚开始时，如果宝宝不小心把食物洒出，妈妈也别慌。因为，宝宝自然会从失败中吸取教训，并改进自己的动作，直到不会洒出来为止。

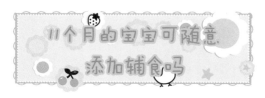

11个月的宝宝可随意添加辅食吗

有的妈妈可能会问，宝宝到了11个月已经算是个"大小孩"儿了，添加辅食也有半年时间了，是不是能随意添加食品了？答案是否定的，11个月的宝宝，也有不宜添加的食品。

刺激性太强的食品。 含有咖啡因及酒精的饮品，会影响神经系统的发育；汽水、清凉饮料容易造成宝宝食欲不振；辣椒、胡椒、大葱、大蒜、生姜、山芋、咖喱粉、酸菜等食物，极易损害宝宝娇嫩的口腔、食道和胃黏膜。

高糖、高脂类食物。 饮料、巧克力、麦乳精、可乐、太甜的乳酸饮料等含糖太多的食物以及油炸食品、肥肉等高脂类食品，都易导致宝宝肥胖。

不易消化的食品。 如章鱼、墨鱼，竹笋、糯米制品等均不易消化。

太咸、太腻的食品。 咸鱼、咸肉、咸菜及酱菜等食物太咸，肥肉、煎炒、油炸食品太腻，宝宝食后极易引起呕吐、消化不良等后果。

小粒食品及带壳、有渣食品。 花生米、黄豆、核桃仁、瓜子、鱼刺、虾的硬皮、排骨的骨渣等，都可能卡在宝宝的喉头或误入气管。

小贴士： 街上一些小贩售卖的未经卫生部门检查的私制食品，如糖葫芦、棉花糖、花生糖、爆米花等，不能保证卫生健康，宝宝吃后易引发疾病，千万不要给宝宝食用。

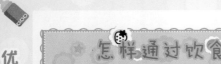

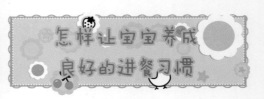

怎样通过饮食防止宝宝腹泻

婴儿腹泻比较常见，但并非不能预防。一般来说，只要调整饮食的结构，注意卫生和规律，腹泻是可以避免的。

应保证辅食卫生

在准备食物和喂食前，妈妈和宝宝均应洗手；食物制作后应马上食用，不要给宝宝吃剩的食物；用洁净的餐具盛放食物；喂宝宝的时候，用洁净的碗和杯子。

辅食添加要合理

由于婴儿消化系统发育不成熟，调节功能差，消化酶分泌少、活性低，所以开始添加辅食时应注意循序渐进，由少到多，由半流食逐渐过渡到固体食物，脂肪类不易消化的食物不应过早添加。

辅食喂养要有规律

1岁以内的宝宝每天可以喂5次，早、中、晚三次正餐，中间加2次点心或水果。喂食过多、过少、不规律，都可导致宝宝因消化系统紊乱而出现腹泻。

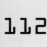

112

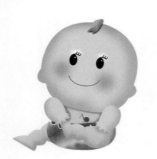

怎样让宝宝养成良好的进餐习惯

很多宝宝都不好好吃饭，喂他们吃饭困难重重；还有些宝宝偏食、挑食，喜欢吃的就吃很多，不喜欢吃的，怎么劝也不吃一口。这些情况都很让妈妈头疼，事实上这大多都是因为妈妈对宝宝过度溺爱、无原则地迁就、从小没有养成良好的饮食习惯造成的。那么，怎样让宝宝养成良好的进餐习惯呢？

让宝宝自己吃饭。 开始添加辅食时由妈妈拿勺喂，慢慢地宝宝能自己吃饭时，就不用喂了。自己吃饭不但能引起宝宝极大的兴趣，还能增强食欲。

让宝宝定点吃饭。 学步早的宝宝，一定要让他坐在一个固定的位置吃饭，不能边吃边玩，也不能跑来跑去。否则既会分散宝宝进餐的注意力，进餐时间过长也会影响消化吸收。

饭前不能吃零食。 宝宝的胃容量很小，消化能力有限，饭前吃零食会让宝宝在吃饭时没有饥饿感而不想吃饭。

不许挑食，不能偏食。 如果宝宝不爱吃某种食物，妈妈千万不要呵斥和强迫，不妨给他讲清道理或讲有关的童话故事（自己编的也可以），让宝宝明白吃的好处和不吃的坏处。家长千万不要在饭桌上谈论自己不爱吃的菜，这对宝宝有很大影响。

不要暴食。 好吃的东西要适量地吃，特别对食欲好的宝宝要有一定限制，否则会出现胃肠道疾病或者"吃伤了"等以后再也不吃的情况。

小贴士： 妈妈还应注意宝宝的饮食

质量，饭菜的色、香、味、形俱全，会
大大增加宝宝的食欲和兴趣。

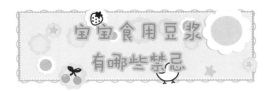

不要加鸡蛋。鸡蛋中的蛋白容易与
豆浆中的胰蛋白结合，使豆浆失去营养
价值。

不要加红糖。红糖中的有机酸会和
豆浆中的蛋白质结合，产生变性的沉淀
物，这种沉淀物对人体有害。

不要喝太多。容易引起消化不良，
出现腹胀、腹泻的症状。

不要喝未熟豆浆。生豆浆中不仅含
有胰蛋白酶抑制物、皂甙和维生素A抑
制物，而且含有丰富的蛋白质、脂肪和
糖类，为微生物生长提供了理想条件。
因而，给宝宝喝的豆浆必须煮熟。

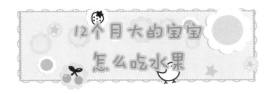

能吃块状水果了。宝宝快满周岁的
时候，有细心的妈妈还是把水果弄碎后
再给宝宝吃。其实，给这个月龄的宝宝
吃水果，一般只要切成块让宝宝自己拿
着吃就可以了。此外，对宝宝来说没有
什么特别好的水果之说，既新鲜又好吃
的时令水果都可以给宝宝吃。

给宝宝吃无子水果。给宝宝吃带子
的水果，像番茄中小颗粒的子，做不到一
个一个地都除去后给宝宝吃时，应尽量
给宝宝切无子的部分；西瓜、葡萄等水果
的子比较大，容易卡在宝宝的食管造成危

险，一定要去掉子后再给宝宝吃。

吃水果后宝宝大便异样不要惊慌。
即使是在宝宝很健康的时候，有时给宝宝
新添加一种水果（如西瓜）后，宝宝的大
便中都可见到带颜色的、像是原样排出的
东西。遇到这种情况，妈妈也不必惊慌，
这是因为宝宝的肠道还不能适应这些食
物，不能把这些食物完全消化掉。

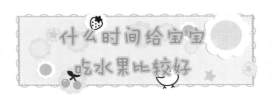

餐前餐后不宜吃水果。水果中有不
少单糖物质，极易被小肠吸收，但若是
积在胃中，就很容易形成胀气，以至引
起便秘。所以，在饱餐之后不要马上给
宝宝食用水果。而且，也不主张在餐前
给宝宝吃，因宝宝的胃容量还比较小，
如果在餐前食用，就会占据一定的空
间，影响正餐的摄入。

两餐之间或午睡醒来吃水果最佳。
应把食用水果的时间安排在两餐之间或

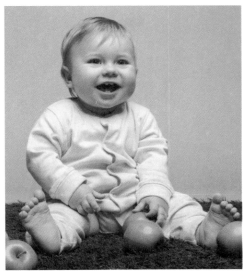

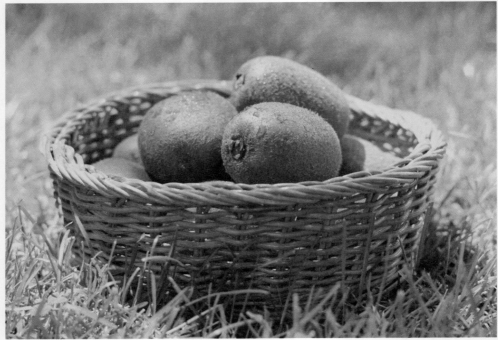

是午睡醒来后。这样，可让宝宝把水果当作加餐吃。每次给宝宝的适宜水果量为50～100克，并且要根据宝宝的年龄大小及消化能力，把水果制成适合宝宝消化吸收的形态。如1～3个月的小宝宝，最好喝果汁；4～9个月的宝宝则可吃果泥；10～11个月的宝宝可以吃削好的水果片；12个月以后，就可以把削完皮的水果直接给宝宝吃了。

起上火，因此不宜给体热的宝宝多吃。消化不良的宝宝应吃熟苹果泥，而食用配方奶便秘的宝宝则适宜吃生苹果泥。

小提醒：宝宝吃柑橘前后的1小时内不宜喝牛奶。否则，柑橘中的果酸与牛奶中的蛋白质相遇后，即刻发生凝固，影响柑橘中营养素的吸收。

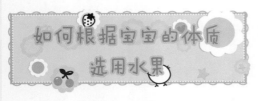

如何根据宝宝的体质选用水果

给宝宝选用水果时，要注意与体质、身体状况相宜。舌苔厚、便秘、体质偏热的宝宝，最好给吃凉性水果，如梨、西瓜、香蕉、猕猴桃、芒果等，它们可败火；而荔枝、柑橘吃多了却可引

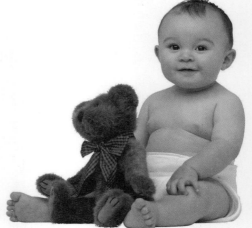

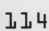

114

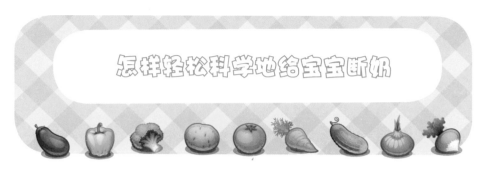

怎样轻松科学地给宝宝断奶

宝宝断奶的最佳时间

断奶是指通过添加代乳品的辅助食品，使婴儿由单纯的乳汁喂养逐步过渡到以日常饮食为主要食物的过程。断奶对婴儿来说是非常重要的时期，是婴儿生活中的一大转折。断奶不仅仅是食物品种、喂养方式的改变，更重要的是，断奶对宝宝的心理发育有重要的影响。

随着哺乳时间的推移，母乳由初乳过渡到成熟乳（2~9个月的乳汁），进而过渡到晚乳（10个月以后的乳汁）。

乳汁的量和质都在逐渐下降，而婴儿成长发育所需的营养却在不断增加，单纯乳类喂养已不能满足婴儿发育的需要，因此要添加营养丰富且易消化的辅食，同时逐渐减少乳汁的供应量。如果宝宝能顺利适应辅食，断奶就会比较顺利。

10个月左右的宝宝，口腔中舌的运动、咀嚼功能及消化能力不断增强，所以这时应当考虑断奶并做准备。至接近1周岁时，当宝宝的消化和咀嚼功能进一步提高时，通过辅食获得的营养已占到宝宝所需营养的60%以上，这时就具备了断乳的条件。正常情况下，宝宝10个月至1周岁左右时断奶较为适宜。

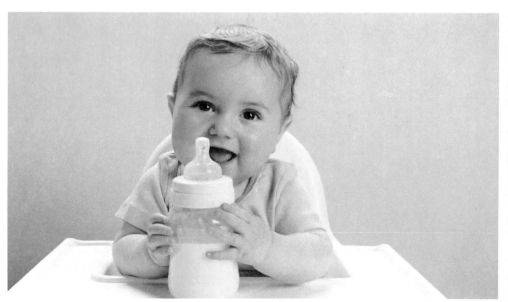

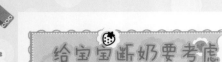

给宝宝断奶要考虑的三大因素

一是根据宝宝情况，确定适宜的断奶时间。要考虑到辅食添加的进程，如果宝宝添加辅食的时间较晚，所需的营养还主要依赖乳类，那么需要适当推迟断奶时间。

二是宝宝的身体状况。断奶后宝宝的消化功能需要一个适应过程，此时其抵抗力可能会下降。一定要选择在宝宝身体状况良好时断奶，否则会对宝宝的健康有影响，而在宝宝生病期间更不宜断奶。

三是注意适宜的断奶季节，尽量避免在夏、冬季断奶。夏天宝宝出汗多，胃肠消化能力弱，而且食物易变质，这时断奶更容易引起宝宝腹泻、消化不良；冬季寒冷，宝宝易着凉、感冒，甚至感染肺炎。因此断奶时间最好选择在春暖或秋凉时节。

断奶的辅食和心理准备

宝宝断奶不是一两天就能完成的，不可急于求成，如果遇到宝宝身体不适或极度依恋母乳等情况，还需反复多次尝试断奶。一般断奶前要做充分的准备，采取循序渐进、逐步替代、自然过渡的方法，只要宝宝和妈妈都在心理和生理上对此能够适应，断奶就比较顺利。

做好断奶准备是顺利断奶的开始。给宝宝添加辅食，要从流质、半流质过渡到固体食物，由少到多，由稀到稠，由细到粗，由一种到多种，使宝宝逐步适应。一旦宝宝接受了这些食物，对这些食物也没有过敏，就可过渡到断奶。但妈妈不仅要看到宝宝对各类食物逐渐产生兴趣，还要注意宝宝的断奶心理，切不可强行断奶，否则会影响到宝宝的心理发育。

开始时可逐渐减少喂母乳的次数，一般可先减去夜间哺乳的次数，以后再减去上午或下午的哺乳次数。因为早晨催乳素的水平比较高，乳汁的分泌也比较多，所以要最后减去早晨起床后的母乳哺乳，直至最终完全断奶。这是个自然过渡的过程，逐步减少哺乳的次数，也减少了乳汁的分泌，最终达到断奶的目的。宝宝在长牙后还要通过吃固体食物学会咀嚼吞咽，学会使用奶瓶、小勺等，这也是在为断奶做准备。

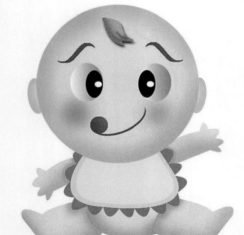

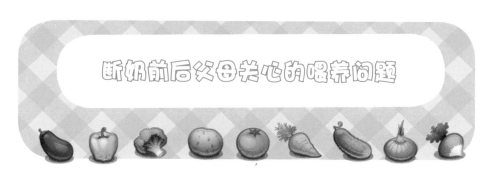

断奶前后父母关心的喂养问题

怎样做到科学断奶

断奶是建立在成功添加辅食的基础上的，适时、科学地给宝宝断奶对宝宝和妈妈的健康非常重要。

逐渐加大辅食添加量

从10个月起，每天先给宝宝减掉一顿奶，相应加大辅食的添加量。过一周左右，如果妈妈感到乳房不太发胀，宝宝消化和吸收的情况也很好，可再减去一顿奶，并加大辅食的添加量，逐渐断奶。减奶最好先减去白天喂的那顿，因为白天有很多吸引宝宝的事情，他不会特别在意妈妈。但在清晨和晚间，宝宝会非常依恋妈妈，需要从吃奶中获得慰藉。断掉白天那顿奶后再逐渐停止夜间喂奶，直至过渡到完全断奶。

妈妈断奶的态度要果断

在断奶的过程中，妈妈既要使宝宝逐步适应饮食的改变，又要采取果断的态度，不要因宝宝一时哭闹就下不了决心，从而拖延断奶时间。而且，反复断奶会接二连三地刺激宝宝的不良情绪，

对宝宝的心理健康有害，容易造成情绪不稳、夜惊、拒食，甚至为日后患心理疾病留下隐患。

不可采取生硬的方法

宝宝不仅把母乳当作食物，而且对母乳有一种特殊的感情，因为它给宝宝带来信任和安全感，所以断奶态度要果断，但千万不可采用仓促、生硬的方法。这样只会使宝宝的情绪陷入一团糟，因缺乏安全感而大哭大闹，不愿进食，导致脾胃功能紊乱、食欲差、面黄肌瘦、夜卧不安，从而影响生长发育，削弱抗病能力。

注意抚慰宝宝的不安情绪

在断奶期间，宝宝会有不安的情绪，妈妈要格外关心和照顾，花较多的时间来陪伴宝宝。

宝宝生病期间不宜断奶

宝宝到了离乳月龄时，若恰逢生病、出牙，或是换保姆、搬家、旅行及妈妈要去上班等情况，最好先不要断奶，否则会增大断奶的难度。给宝宝断奶前，带他去医院做一次全面体格检查，宝宝身体状况好，消化能力正常才可以断奶。

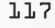

117

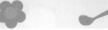

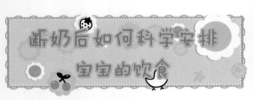

断奶后如何科学安排宝宝的饮食

主食以谷类为主

每天吃米粥、软面条、麦片粥、软米饭或玉米粥中的任何一种，2～4小碗（100～200克）。此外，还应该适当给宝宝添加一些点心。

补充蛋白质和钙

断奶后的宝宝少了一种优质蛋白质的来源，而这种蛋白质又是宝宝生长发育必不可少的。牛奶是断奶后宝宝理想的蛋白质和钙的来源之一，所以，断奶后除了给宝宝吃鱼、肉、蛋外，每天还一定要喝牛奶。同时，每天吃高蛋白的

食物25～30克，可选以下任一种：鱼肉小半碗，小肉丸子2～10个，鸡蛋1个，炖豆腐小半碗。

吃足量的水果

把水果制作成果汁、果泥或果酱，也可切成小块。普通水果每天给宝宝吃半个到1个，草莓2～10个，瓜类1～3块，香蕉1～3根，每天50～100克。

吃足量的蔬菜

把蔬菜制作成菜泥，或切成小块煮烂，每天大约半碗（50～100克），与主食一起吃。

增加进餐次数

宝宝的胃很小，可对于热量和营

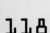

优质宝宝营养辅食方案

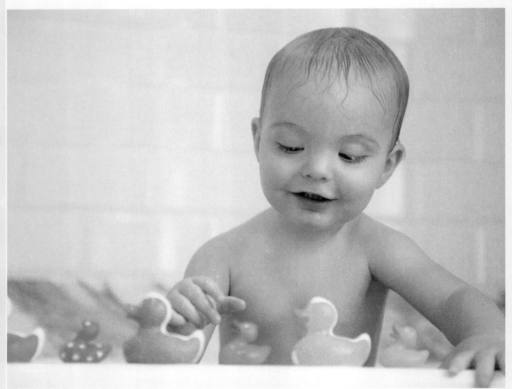

养的需要却相对很大，不能一餐吃得太多，最好的方法是每天进5～6次餐。

品种丰富

宝宝的食物种类要多样，这样才能得到丰富均衡的营养。

注重食物的色、香、味、形，增强宝宝进食的兴趣

可适当加些盐、醋、酱油或浓高汤来调和食物的味道，但不要加味精、人工色素、辣椒、八角等调味品。食物的制作最好注重食材颜色搭配和造型，比如把米饭用磨具压成小动物或花朵的形状，胡萝卜、土豆等切成漂亮的形状等。宝宝的饭菜色香味俱佳，且造型美观，可大大激发宝宝的进食兴趣和食欲。

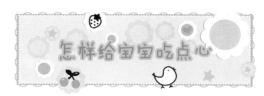

怎样给宝宝吃点心

断奶后，宝宝尚不能一次消化许多食物，一天仅吃几餐饭，尚不能保证生长发育所需的营养。除吃奶和已经添加过的辅食外，还应添加一些点心，给宝宝吃点心应注意以下几个方面。

选一些易消化的米面食品作点心

此时宝宝的消化能力虽已大大进步，但与成人相比还有很大差距。因此，给宝宝吃的点心，要选择易消化的米面类。糯米做的点心不易消化，也易让宝宝噎着，最好不要给宝宝吃。

不选太咸、太甜、太油腻的点心

太咸、太甜、太油腻的点心也不宜消化，易加重宝宝肝肾的负担；再者，甜食吃多了不仅会影响宝宝的食欲，也会大大增加宝宝患龋齿的概率。

不选存放时间过长的点心

有些含奶油、果酱、豆沙、肉末的点心存放时间过长，或制作过程中不注意卫生，会滋生细菌，容易引起宝宝肠胃感染、腹泻。

点心只作为正餐的补充

点心味道香甜，口感好，宝宝往往很喜欢吃，但容易吃多了而减少进食其他食物的量，尤其是对正餐的兴趣。妈妈一定要掌握这一点，在两餐之间宝宝有饥饿感、想吃东西时，适当加点心给宝宝吃，但如果加点心影响了宝宝的正常食欲，最好不要加或少加。

加点心最好定时

点心也应该每天定时添加，不能随时都喂。比如，在饭后1～2小时适量吃些点心，是利于宝宝健康的。吃点心也要有规律（比如上午10点、下午3点），不能给宝宝吃耐饥的点心，否则等到正餐时间，宝宝就不想吃了。

PART 4 10～12个月宝宝的营养辅食

119

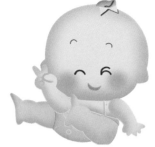

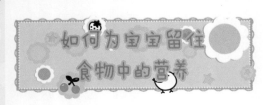

如何为宝宝留住食物中的营养

优质宝宝营养辅食方案

宝宝胃容量小，进食量少，但所需要的营养素相对地比成人要多。因此，讲究烹调方法，最大限度地保存食物中的营养素，减少不必要的损失是很重要的。妈妈可从下列几点予以注意：

蔬菜要新鲜，先洗后切，水果吃时再削皮，以防水溶性维生素溶解在水中，以及维生素在空气中氧化。

和捞米饭相比，用容器蒸或焖米饭，维生素B₁和维生素B₂的保存率高。

蔬菜最好旺火急炒或慢火煮，这样维生素C的损失少。

合理使用调料，如醋，可起到保护蔬菜中B族维生素和维生素C的作用。

在做鱼和炖排骨时，加入适量醋可促使骨头中的钙质在汤中溶解，有利于人体吸收。

少吃油炸食物，因为高温对维生素有破坏作用。

用白菜做馅蒸包子或饺子时，将白菜中压出来的水加些白水煮开，放入少许盐及香油喝下，可防止维生素及矿物质白白丢掉。

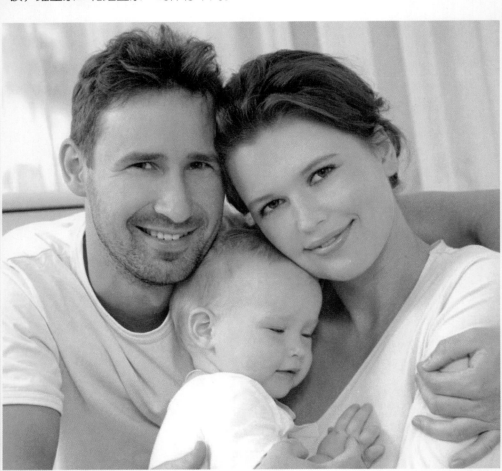

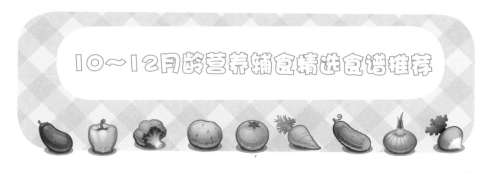

10~12月龄营养辅食精选食谱推荐

鲜味营养虾·泥

【食材备料】

鲜虾仁50克，卷心菜叶60克，香油、食盐、鸡汤各少许。

【制作步骤】

1.把卷心菜叶洗净，下入沸水锅中焯至熟透，捞出沥干，剁碎；鲜虾仁处理干净，剁成泥，放入碗内加鸡汤，上笼蒸至熟烂。

2.调入少许食盐、香油，加入菜泥，搅拌均匀即成。

【宝宝营养手记】

宝宝食此虾泥可强身壮体，促进发育。虾肉含钙、磷、铁及维生素A、维生素B，优质蛋白质等多种营养，对婴儿健康生长非常有利。卷心菜含有丰富的维生素和矿物质，有增进食欲、健胃助消、预防便秘的作用。

虾忌与含有鞣酸的水果，如葡萄、石榴、山楂、柿子等同食，否则会降低蛋白质的营养价值，引起身体不适。如果准备给宝宝吃葡萄或橘子，与吃虾类食物至少应间隔2个小时以上。

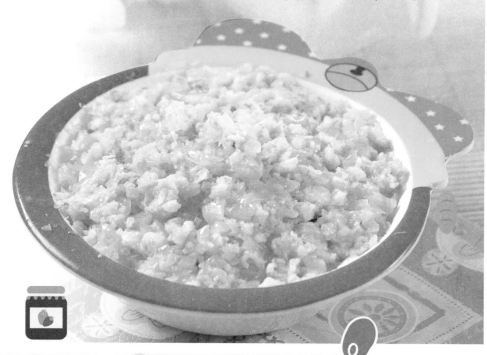

白菜鸡肉麦片糊

【食材备料】

白菜叶30克，鸡胸肉30克（约1片），即溶麦片2大匙，鸡骨高汤100毫升。

【妈妈用心做】

1.白菜叶洗净，用滚水烫熟，待凉后切成细丝；鸡胸肉洗净，切成小薄片。

2.将鸡骨高汤入锅加热，放入鸡胸肉片煮熟，再放入即溶麦片煮开，然后和白菜丝一起放入搅拌器内，搅成糊装碗即可。

【宝宝营养手记】

此糊各种营养素含量较高，对断奶期婴儿的营养衔接和促进健康发育大有助益，适合10个月以上的婴儿。等宝宝再大一些至断奶阶段，其吞咽、消化功能再成熟一些时，可以省略搅打过程。

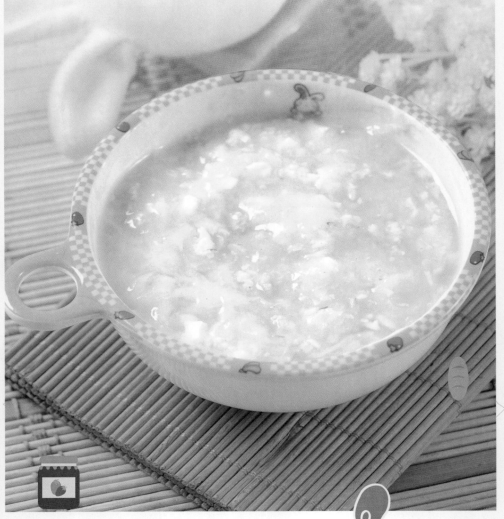

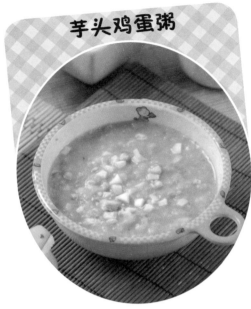

芋头鸡蛋粥

【食材备料】

大米粥1小碗，芋头100克，鸡蛋1个，婴儿牛奶50毫升，白砂糖少许。

【制作指点】

1.芋头去皮后洗净，切成小块，然后将芋头块煮熟或蒸熟，再研磨成泥。

2.鸡蛋煮熟后去壳，分别把蛋白和蛋黄切成小丁。

3.大米粥入锅煮沸后倒入芋头泥，轻轻搅匀，再次煮开时加入鸡蛋丁，再慢慢倒入婴儿牛奶，调入白砂糖，拌匀煮开后马上装碗。

【宝宝营养手记】

适合9个月以上的宝宝。可均衡营养摄入，促进免疫功能提高。芋头煮粥可益胃宽肠，滋养肝肾，能帮助婴儿顺畅排便，提高抗病毒能力。这个时期的婴儿对矿物质营养需求大大增加，要特别注意补充富含钙、铁、磷、锌的食物，而芋头和鸡蛋同煮粥就是一个不错的选择。

PART 4 10～12个月宝宝的营养辅食

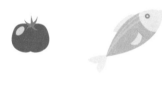

【食材备料】

鸡胸肉30克，葱末5克，大米粥适量，食盐、植物油各少许。

【制作指点】

1.将鸡胸肉洗净，切成碎末。

2.鸡肉末和葱末一起入锅，加入刚煮好的大米粥，用小火熬煮至熟，调入少许食盐和植物油，再稍煮片刻即可。

【宝宝营养手记】

鸡肉肉质细嫩，蛋白质含量较高且易被人体吸收利用，有增强体力、强壮身体的作用。把适量鸡肉添加入粥中，是一种很好的营养补充，对从婴儿向幼儿过渡期的营养摄取非常有益。10～12个月的婴儿需要更多种类的食物，可根据情况在煮粥时再加入一些切碎的青菜、香菇等，以丰富粥的口味和营养。

鸡肉粥

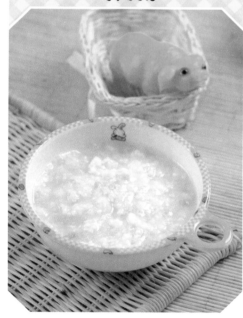
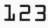

123

优质宝宝营养辅食方案

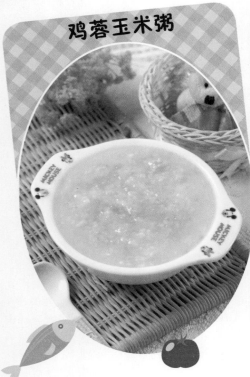

鸡蓉玉米粥

【食材备料】

鸡胸肉50克, 甜玉米30克, 大米50克, 芹菜末10克, 淀粉、食盐各少许。

【妈妈用心做】

1.大米洗净, 入粥锅加适量水置火上煮粥。

2.鸡胸肉剁成细蓉, 拌入少许淀粉和食盐, 待粥刚熟时放入粥内同煮。

3.加入甜玉米粒煮熟, 撒入芹菜末, 再调入一点点食盐, 稍煮片刻即成。

【宝宝营养手记】

甜玉米香、脆、嫩、甜, 蛋白质含量比普通玉米高。它富含维生素A、维生素B$_1$、维生素B$_2$、维生素E等多种维生素, 各类矿物质及纤维素含量也较高。此粥食材搭配巧妙, 口味、营养很适合11个月以上的婴儿。如果用罐装甜玉米粒, 口感、风味会更好。

【食材备料】

苹果、雪梨各100克, 大米50克, 葡萄糖少许。

【妈妈用心做】

1.苹果、雪梨分别去皮、去核, 切成片(未煮前最好浸于清水中, 以免变黄)。

2.大米洗净, 加入约350毫升清水浸泡半小时, 倒入小煲大火煮滚, 再以慢火煲30分钟, 加入苹果片、雪梨片煮至熟透, 熄火后晾温。

3.把煲好的水果粥放入搅拌机内搅匀, 再倒回煲内煮成糊, 加入葡萄糖调匀, 待温度适合时便可喂食宝宝。

【宝宝营养手记】

此米糊可当主食或作为下午小点, 适宜11个月的婴儿, 对便秘、消化不良有调理作用。煮完后可由妈妈陪伴, 让宝宝自己试着拿着小勺进食, 这样既可增加进食兴趣, 又能培养他的自信心和独立能力。

鲜果米糊

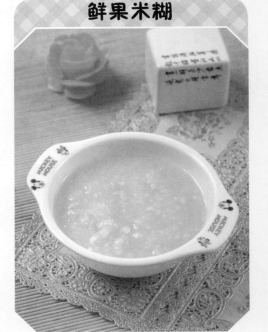

124

八鲜馄饨

【食材用料】

馄饨皮150克, 猪肉末150克, 虾皮10克, 鸡蛋1个, 卷心菜50克, 胡萝卜、洋葱各30克, 黑木耳5克, 腐竹10克, 葱花、花生油、香油、食盐、鸡精各少许, 清鸡汤适量。

【制作方法】

1.卷心菜洗净, 用沸水烫一下后剁碎; 黑木耳和腐竹用温水泡发, 切成碎末; 洋葱、胡萝卜分别剁成碎末; 虾皮用清水泡洗一下, 沥干。

2.锅中倒入花生油烧热, 下入洋葱末煸香, 冷却后再加入猪肉末、虾皮、鸡蛋、卷心菜末、胡萝卜末、黑木耳末、腐竹末, 和食盐、香油、鸡精拌匀制成馅。

3.将馅包入馄饨皮中, 包成馄饨。

4.锅中倒入清水烧开, 放入馄饨, 用大火将馄饨煮至浮起, 加适量冷水煮熟后捞出。将馄饨放入预先用清鸡汤加葱花、食盐、香油烧制成的鲜汤内即成。

【宝宝营养手记】

以8种幼儿适宜的食物调拌馄饨馅料, 包含了肉、蛋、豆类、蔬菜、虾皮等, 富含优质蛋白质、维生素A、维生素D、维生素K、B族维生素和钙、铁、磷、镁、锌等矿物质元素, 对幼儿营养的全面摄入十分有益。馄饨可一次多包一点儿, 冷藏于冰箱中, 方便取食。

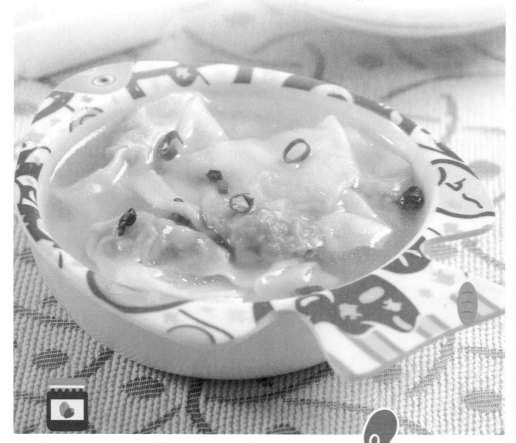

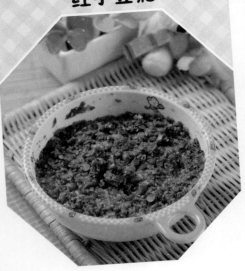

红小豆泥

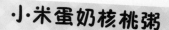

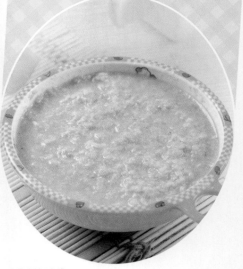

小米蛋奶核桃粥

【食材备料】

红小豆50克,白砂糖、植物油各少许。

【妈妈用心做】

1.将红小豆拣去杂质后洗净,用清水泡发,放入锅内,加入水用旺火烧开,加盖转小火焖煮至豆烂熟。

2.将锅置火上,放入少许植物油,下入白砂糖炒化,倒入红小豆,改用小火炒成豆泥即成。注意豆煮得越烂越好,炒豆沙时火要小,要不停地擦着锅底搅炒,以防炒焦而产生苦味。

【宝宝营养手记】

红小豆含有丰富的B族维生素和铁质,还含有蛋白质、脂肪、糖类、钙、磷、烟酸等营养成分,常食有助于婴儿摄取全面的营养。豆泥香甜、细软、可口,和粥一起喂食宝宝,更可提高营养利用率,适宜10个月以上的宝宝食用。

【食材备料】

小米60克,牛奶200毫升,鸡蛋1个,核桃仁30克,白砂糖少许。

【妈妈用心做】

1.将小米淘洗干净,用清水泡1小时,沥水备用;核桃仁用开水泡片刻,去掉外膜,捣成泥。

2.锅内加入约300毫升水烧开,放入小米,用大火煮开,转用小火煮粥至米粒涨开,加入牛奶、核桃泥续煮至粥烂熟。

3.将鸡蛋打散,淋入小米粥中,再调入白砂糖煮化即可。

【宝宝营养手记】

小米有清热解渴、健胃除湿、和胃安眠、滋阴养血的功效,B族维生素含量特别丰富;核桃含有丰富的蛋白质、多种不饱和脂肪酸、B族维生素、维生素E、钙、磷和膳食纤维,能健脑益智、增强记忆力。两者与营养全面的牛奶、鸡蛋煮粥,对神经系统和身体发育非常有利,还能预防宝宝贫血,养心安神。

蒸豆腐肉丸

【食物面料】

豆腐1块，猪肉馅50克，淀粉15克，姜末、食盐、香油各少许。

【制作伯心做】

1.豆腐洗净后压磨成泥；猪肉馅放入盆中搅打至有黏性，加入豆腐泥、淀粉、姜末、食盐拌匀。

2.将手掌略沾湿，捏取豆腐肉泥挤成肉丸，放至抹好香油的蒸盘中。

3.把做好的豆腐肉丸放入蒸锅中，用大火蒸熟即成。

【宝宝营养手记】

豆腐中含有丰富的蛋白质、大豆卵磷脂和铁、钙、镁等矿物质，有益于神经、血管、大脑的生长发育，对小儿骨骼与牙齿生长有特殊意义；而镁还对心肌有保护作用。用豆腐和肉末搭配做丸子，有利于幼儿适应各种食物和咀嚼能力的发展。

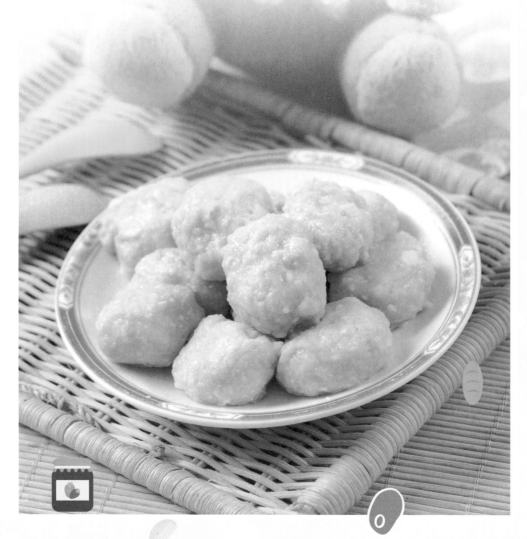

127

三鲜豆腐泥

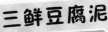

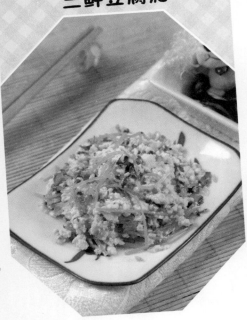

炒鱼肉松

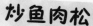

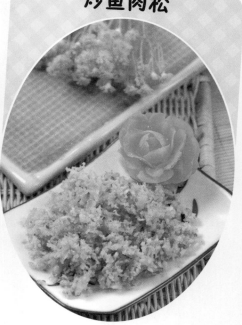

【食材备料】

豆腐100克,胡萝卜丝20克,油菜15克,核桃仁15克,花生酱5克,食盐、高汤各少许。

【妈妈用心做】

1.用沸水将豆腐焯透,沥干水分后用刀压磨成泥状。

2.胡萝卜丝入锅,加水煮熟;油菜煮熟,切碎;核桃仁用开水烫过后捞起,压磨或切成碎末。

3.研磨器内放入豆腐末,加入核桃仁末、花生酱细细磨匀,再加入胡萝卜丝、油菜末和少许高汤、食盐,充分拌匀即可。

【宝宝营养手记】

油菜、胡萝卜、核桃都是非常适合婴儿吃的营养食物。将它们配以富含优质大豆蛋白的豆腐,不仅美味可口,还能促进宝宝的食欲,调节营养吸收和防止便秘,特别有利于宝宝骨骼、牙齿、大脑的发育和眼睛健康。

【食材备料】

鲜鱼肉200克(鳕鱼、黄鱼、鳜鱼、鲈鱼、三文鱼、草鱼均可),植物油、酱油、食盐、白砂糖各少许。

【妈妈用心做】

1.鲜鱼肉洗净,上锅蒸熟,剔净骨刺。

2.取处理好的鱼肉压匀剁碎。

3.中火烧热锅,加入植物油,放入鱼肉末,边烘边炒。至鱼肉香酥时,加入食盐、酱油、白砂糖,炒匀即可。

【宝宝营养手记】

此菜松香可口,11个月以上即将断奶的婴儿很适宜食用。鱼肉含有丰富的矿物质、优良的蛋白质,是宝宝发育必不可少的食物。从添加辅食开始就已经在为宝宝断奶做准备,可先让其适应鱼汤,再喂食鱼肉制作的辅食。鱼汤可选择新鲜的鱼头来熬制,当顿没吃完的鱼汤不宜再喂给宝宝。

蒸蛋香乌龙面

【食材用料】

乌龙面50克，鸡蛋1个，菠菜20克，香菇粒15克，胡萝卜粒10克，鸡腿肉20克，高汤适量，植物油、食盐各少许。

【烹调做法】

1.乌龙面用沸水烫过后拨散，剪成长约5厘米的小段；菠菜先焯水再煮熟，挤干水分后切碎；鸡腿肉切成碎丁；鸡蛋打入碗中，加入高汤、食盐搅匀。

2.锅内倒入植物油烧热，将鸡腿肉碎丁炒香。

3.把乌龙面放入蒸碗中，放上香菇粒、菠菜粒、胡萝卜粒和鸡腿肉碎丁，倒入搅匀的鸡蛋液，放入蒸笼蒸熟即可。

【宝宝营养手记】

乌龙面即乌冬面，是一种营养丰富的日式面条。以面食搭配肉类、鸡蛋和各种蔬菜作为主食，有利于幼儿摄入全面的营养物质，有益于大脑和神经系统的健康发育。

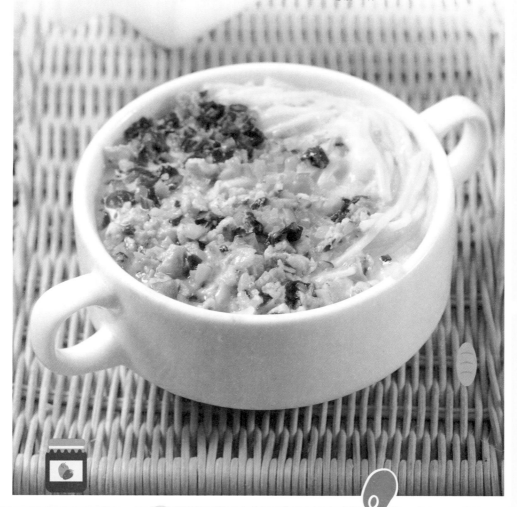

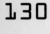

葡萄干土豆泥

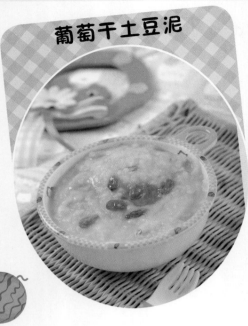

【食材备料】

土豆100克，葡萄干10克，白砂糖少许。

【妈妈用心做】

1.将葡萄干用温水泡软；土豆去皮后洗净，切成小块。

2.将土豆块放入锅内，加入适量清水煮熟后取出放入碗中，用汤匙压磨成土豆泥。

3.锅置火上，加入少许水烧开，放入土豆泥和葡萄干，用微火煮至黏稠，加入白砂糖拌匀即成。

【宝宝营养手记】

制作时，土豆还可以蒸熟后再制成泥，葡萄干用温水泡软后亦可切碎再煮。

葡萄干中的铁、钙和葡萄糖含量十分丰富，加入土豆后，在婴儿辅食中适当添加十分适宜，可补血气、强骨骼、健脑力。常食还对大脑神经健康和疲劳有较好的补益调养作用。

【食材备料】

鸡蛋2个，净洋葱10克，净香菇15克，植物油、食盐、香油、湿淀粉各少许，鸡汤150毫升。

【妈妈用心做】

1.鸡蛋磕开，把蛋清、蛋黄分放在两个碗内，分别加入少许食盐和湿淀粉搅拌均匀；洋葱、香菇都切成丁。

2.取两只盘子抹少许植物油，把蛋清、蛋黄分别倒入盘内，入蒸锅用中火蒸至蛋液结成块，取出冷却后切成小片。

3.炒锅置火上，放一点植物油把洋葱丁、香菇丁炒香，加入鸡汤，烧开后再用一点儿湿淀粉勾薄芡，加入鸡蛋片，调入食盐、香油，稍煮片刻即成。

双色蛋片

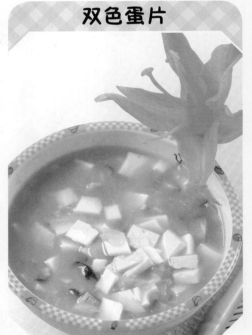

130

【宝宝营养手记】

此泥鲜嫩可口，营养互补，适宜11个月以上的宝宝。为准备断奶或刚断奶的宝宝添加多种蔬菜和其他食物的组合非常重要，有利于营养的均衡补充，让宝宝更多、更快地适应各种食物。

蔬菜鸡蛋羹

【食物原料】

鸡蛋2个，西红柿60克，菠菜50克，食盐、海米、湿淀粉、香油各少许，高汤100毫升。

【制作过程】

1.鸡蛋磕入碗中打散，加适量水调匀后入蒸锅蒸熟；西红柿洗净后切成丁；菠菜用开水焯一下，沥干切末；海米用清水浸泡后切碎。

2.炒锅内放入香油烧热，放入海米末、西红柿丁、菠菜末炒匀，加高汤烧开后调入食盐，用湿淀粉勾芡，倒在蒸好的蛋羹上即可。

【宝宝营养手记】

据实验证明，常食用西红柿的儿童，比没有食用西红柿食品的儿童长得更快，并且较少发生营养不良的问题。菠菜含有丰富的维生素和大量绿叶素，是脑细胞代谢的"最佳供给者"之一，具有健脑益智作用，可促进人体新陈代谢。鸡蛋几乎含有人体需要的所有营养物质，有"理想的营养库"之称，营养学家又称之为"完全蛋白质模式"。

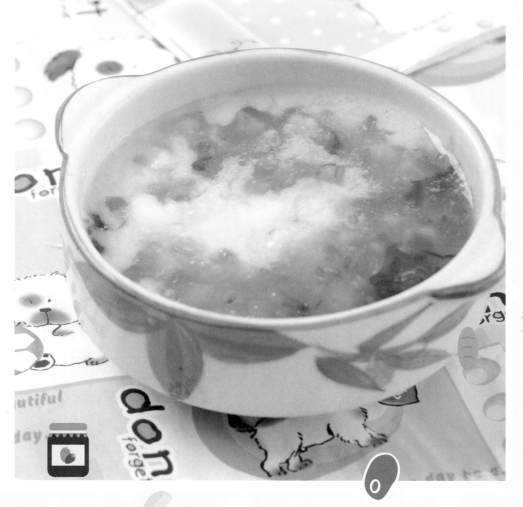

骨汤火腿土豆泥

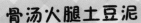

【食材备料】

土豆150克，火腿末150克，大骨汤适量。

【妈妈用心做】

1.将土豆去皮洗净，切成小块后放入锅内，加适量水煮至烂熟，捞出用汤匙捣碎压磨成细泥状。

2.把土豆泥盛入小碗内，加入火腿末、大骨汤，搅拌均匀即可。

【宝宝营养手记】

土豆是低热量、高蛋白的根茎类食物，含有较多的碳水化合物、磷、钙、维生素C、粗纤维等营养素，能帮助身体生成能量，对幼儿消化不良的症状很有帮助。孩子刚断奶时，食物还应细、软、烂一点，以易消化。

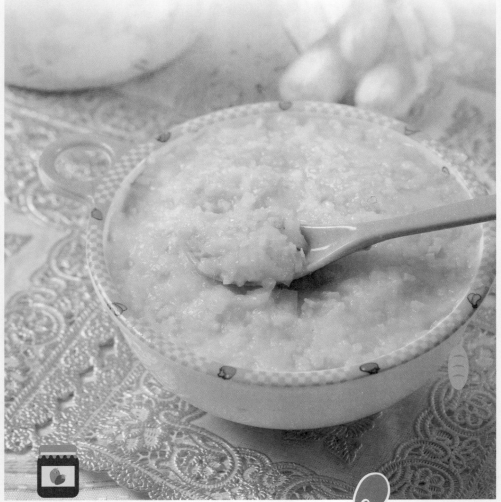

浇汁豆腐饺

【原料备料】

豆腐300克，净虾仁100克，猪肉50克，食盐、姜末、湿淀粉、鸡汤、花生油各适量。

【制作方法】

1.将虾仁和猪肉一起剁成泥，加少许湿淀粉、食盐、姜末、花生油后搅拌均匀，用手捏成12个丸子；将豆腐洗净，切成24片三角片。

2.将12片豆腐放在盘内，每片豆腐上放一个丸子，然后将剩下的12片豆腐分别盖在每个丸子上面，用手捏紧。

3.将做好的豆腐饺上屉蒸熟，取出待用。

4.锅内放入鸡汤烧开，加少许食盐，用湿淀粉勾芡烧成浓汁，起锅淋在豆腐饺上即成。

【宝宝营养手记】

豆腐中丰富的大豆卵磷脂、大豆植物蛋白特别有益于幼儿神经、血管、大脑的发育生长，对身体调养、肌肤细腻也很有好处。虾仁营养极为丰富，尤其是富含优质蛋白质和矿物质成分，肉质松软、易消化，对身体虚弱有很好的调养作用。猪肉可提供血红素铁和促进铁吸收的半胱氨酸，能改善缺铁性贫血。

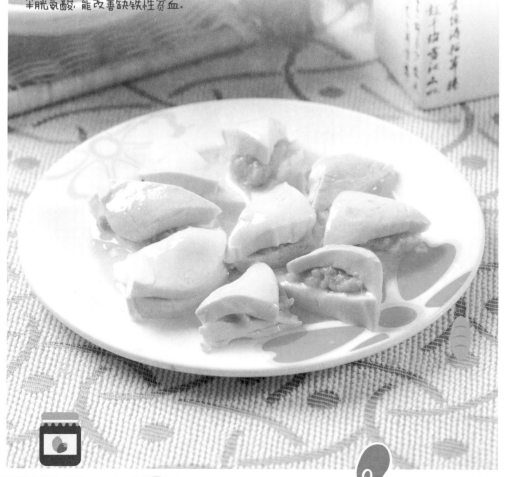

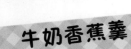

牛奶香蕉羹

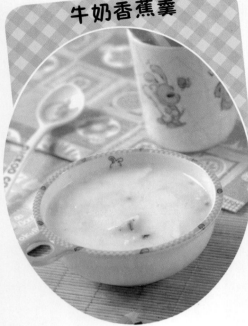

【食材备料】

香蕉150克，配方牛奶200毫升，白砂糖少许，藕粉15克。

【简简用心做】

1.香蕉剥去外皮，切成小片；藕粉用少许清水调匀待用。

2.将婴儿牛奶倒入锅中，加入少量清水置火上，加入香蕉片、白砂糖烧开，将调好的藕粉慢慢倒入锅内搅匀，锅开后离火，待稍冷却即可喂食宝宝。

【宝宝营养手记】

牛奶中的钙最容易被人体吸收，而且磷、钾、镁等多种矿物质搭配也十分合理，蛋白质和维生素也含量丰富。香蕉能帮助宝宝排除忧郁，保持愉快的情绪，并可保护胃黏膜，防治便秘。宝宝食用此款辅食既可充饥，又能及时补充营养和能量。

【食材备料】

南瓜150克，牛奶100毫升，洋葱30克，清高汤150毫升，奶油、植物油各少许。

【简简用心做】

1.洋葱剥去外皮，洗净后切成碎末；南瓜去瓤，带皮切成块，放入蒸笼中蒸透，取出去皮后研磨成南瓜泥。

2.起锅放植物油烧热，放入洋葱末炒软，加入高汤和牛奶煮滚，放入南瓜泥煮开，熄火后盛入碗中，再加入奶油拌匀即可。

【宝宝营养手记】

10~12个月准备断奶的孩子容易感冒。为了给孩子加强抵抗力，可以吃些富含B族维生素与β-胡萝卜素的食物，如南瓜、洋葱、燕麦、土豆、玉米、糙米等都是良好的选择。

南瓜奶香浓汤

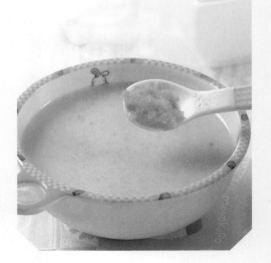

炒虾粒豆腐

【食物原料】

鲜虾100克，豆腐200克，净韭菜10克，鸡蛋1个，高汤30毫升，葱末、姜末、胡椒粉、花生油、香油、食盐各少许。

【制作过程】

1.将鲜虾去头、壳，挑除泥肠后洗净，切成丁；韭菜切成粒；豆腐洗净，焯一下水，剁成泥，加入鸡蛋、高汤、食盐、胡椒粉调匀。

2.炒锅内放入花生油烧热，下入调好的豆腐泥炒至八成熟，出锅。

3.原锅中再放入少许花生油烧热，放入葱末、姜末炒香，随即下入虾肉丁煸炒，加入食盐炒香，再倒入豆腐泥、韭菜粒，淋入香油后炒匀即成。

【宝宝营养手记】

虾肉、豆腐都含有丰富的优质蛋白质和充足的钙、铁、磷、镁、碘等矿物质，有益于幼儿的营养摄取和健康发育，健脑作用突出。1岁以后的幼儿，日常食物要保证多样化和营养摄取的全面、均衡，豆制品、鱼虾类是必不可少的，这些食物也有利于记忆力、想象力和思维分析能力的发育。

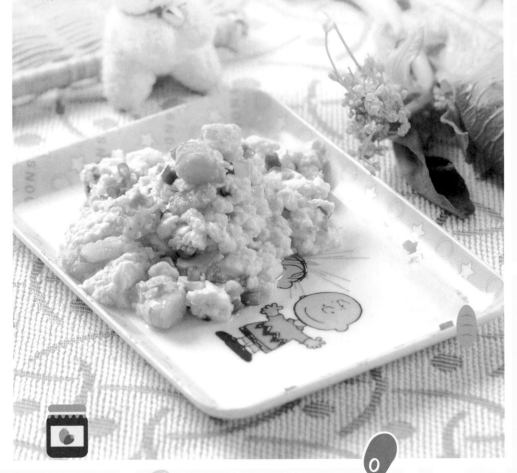

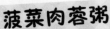

菠菜肉蓉粥

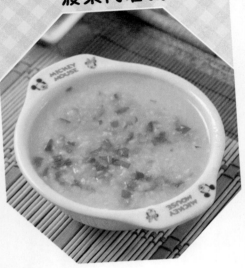

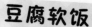

豆腐软饭

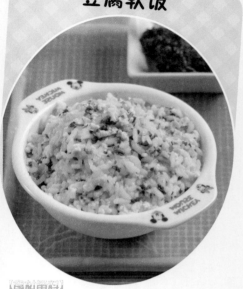

【食材备料】

菠菜100克，猪瘦肉50克，大米50克，植物油、食盐各少许。

【妈妈用心做】

1.菠菜择洗干净，焯水后切成碎末；猪瘦肉洗净，剁成碎末。

2.大米淘洗后入锅，加适量水置火上，大火煮开后转小火煮粥，将熟时放入猪瘦肉末，煮至肉末变色。

3.加入菠菜末，待煮熟后再放入植物油、食盐，煮至粥沸即成。

【宝宝营养手记】

猪肉和菠菜一同入粥，可补充蛋白质、维生素及矿物质，婴儿常吃对生长发育及提高免疫力很有益处。

妈妈给宝宝做粥时应注意：菠菜含草酸较多，会影响身体对钙的吸收，不宜直接烹调。一般是把洗净的菠菜先用沸水焯一下，即可除去大部分的草酸。另外，绿色蔬菜易残留农药，一定要仔细清洗，可以先用一些盐水浸泡后再洗。

【食材备料】

大米100克，豆腐150克，青菜100克，鸡汤（或鱼汤、排骨汤）适量，食盐少许。

【妈妈用心做】

1.大米淘洗干净，入锅加适量水，煮制成软饭。

2.豆腐用开水稍煮一下，捞出待凉后剁（或研磨）成豆腐泥；青菜洗净后用开水焯一下，沥干切成末。

3.把蒸好的软饭放入小锅内，加入鸡汤用小火煮至软烂，再加入豆腐泥、青菜末，调入食盐，稍煮片刻即可。

【宝宝营养手记】

新鲜的蔬菜配上豆腐、鸡汤入饭，营养互补，口味鲜美，很受宝宝的喜欢，可以作为这个阶段宝宝主食的一个选择。蔬菜的品种可以丰富一些，根据时令调换，适宜宝宝的常见菜有油菜、胡萝卜、香菇、小白菜、苋菜等。此饭如果再加入些切碎的瘦肉、鸡肉或鱼肉，营养价值会更高，妈妈可根据宝宝的身体和需要情况安排。

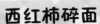

西红柿碎面

【食材备料】

细面条（鸡蛋或蔬菜味）30克，鲜西红柿50克，高汤（鸡肉、鱼肉、猪骨等）适量。

【妈妈用心做】

1.把细面条剪成小短段备用；西红柿用开水烫一下，去皮后切成碎丁。

2.锅内倒入高汤烧开，下入细面条段煮软，加入西红柿碎丁，煮至面条熟透，再加一点点食盐调味即可。

【宝宝营养手记】

10个月以上的婴儿开始准备断奶了，饮食也正朝着一日三餐的方向过渡。辅食多以稀饭、软饭、软面条为主，加入肉末、鱼肉、碎青菜、土豆、胡萝卜等，在提高营养的同时，能丰富宝宝的口味和增加其进食的兴趣，使其进一步锻炼咀嚼能力，为断奶打好基础。

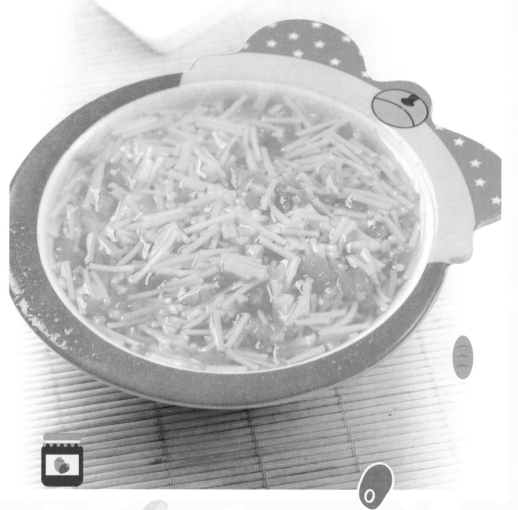

芋头米线

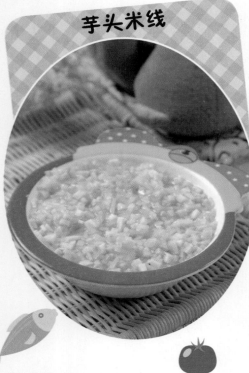

【食材备料】

大骨汤200毫升，芋头丁60克，米线100克，芹菜末、食盐各少许。

【妈妈用心做】

1.大骨汤入锅煮滚，加入芋头丁焖煮至熟软，再加入芹菜末、食盐稍煮备用。

2.米线用剪刀剪成长约1厘米的小段，下入滚水锅煮熟，捞起沥干水分，放入芋头大骨汤中，拌匀后再稍煮即可。

【宝宝营养手记】

此道菜还可用桂林米粉来做。芋头中矿物质氟的含量较高，有洁齿防龋、保护牙齿的作用，有利于宝宝的牙齿健康。常给宝宝食用此米线，还有益于摄取丰富钙质和多种维生素。制作时可再加入一些碎菜或肉类，丰富营养的同时让宝宝进一步锻炼咀嚼能力和适应各种食物。应注意的是，小儿食滞者不宜食用芋头。

【食材备料】

面粉50克，瘦猪肉30克，鸡蛋1个，胡萝卜丁15克，大豆油、淀粉、食盐、葱末、香油各少许。

【妈妈用心做】

1.将面粉加清水和好，做成黄豆大小的面珍珠；瘦猪肉洗净后切碎，加食盐、淀粉拌匀。

2.锅置火上，烧热大豆油，下入瘦猪肉末炒香，盛出备用。

3.锅中加入约1杯水，旺火烧开，把面珍珠、瘦猪肉末、胡萝卜丁一起下锅煮至熟透，将鸡蛋磕出搅匀后淋入锅中，加入葱末、食盐烧开，再调入香油即可。

【宝宝营养手记】

此款汤羹十分适合宝宝的口味，也可用撇去浮油的大骨清汤或清鸡汤来做，再加入一些切碎的绿叶蔬菜。

10~12个月的宝宝，父母应开始注意培养其良好的饮食习惯，如固定就餐的时间和位置，适宜的食物量及专心致志的就餐习惯。

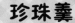

珍珠羹

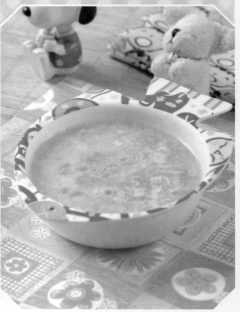

宝宝鱼饼

【食物备料】

鲑鱼肉100克，软米饭50克，油菜末15克，洋葱末15克，黄瓜粒15克，西红柿片20克，食盐、色拉油各少许。

【制作方法】

1.鲑鱼肉洗净，剁成末。

2.将鲑鱼肉末、油菜末、洋葱末、黄瓜粒、食盐、软米饭充分搅拌，捏成若干份椭圆形，再压扁成小饼状。

3.平底锅中放少许色拉油烧热，放入做好的生鱼饼坯，将两面煎熟，装盘，以西红柿片围边即可。

【宝宝营养手记】

鲑鱼即三文鱼，营养丰富，食之有利于保护心血管健康，对脑部、视网膜及神经系统的健康发育非常有益。用鲑鱼肉和米饭及各种新鲜的蔬菜组合给宝宝制作食物，几乎包含所有生长发育需要的营养物质，可作为幼儿主食的好选择。此饼也可以用鳜鱼肉、黄鱼肉、鲈鱼肉来做。

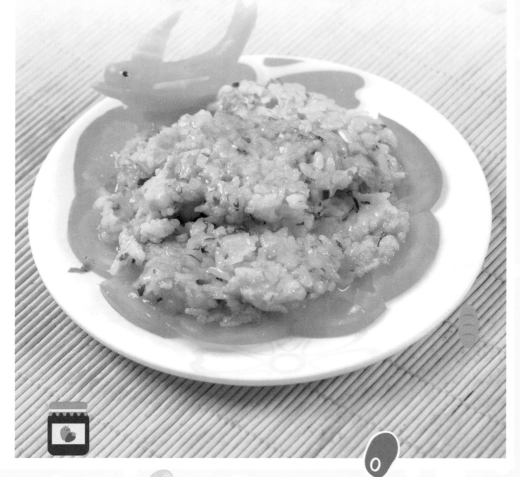

优质宝宝营养辅食方案

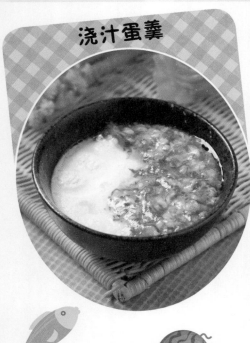

浇汁蛋羹

【食材备料】

鸡蛋1个，鲜虾仁3个，青菜20克，高汤、食盐、湿淀粉、香油各少许。

【妈妈用心做】

1.将鸡蛋磕入碗中搅匀，加少许水和食盐调匀，放入烧开水的蒸锅中蒸熟。

2.虾仁、青菜处理干净，分别切成碎丁。

3.小锅内加少许高汤（或清水）烧开，放入虾仁丁、青菜丁，煮熟后用湿淀粉勾芡，出锅浇在蒸好的蛋羹上，再滴上香油即成。

【宝宝营养手记】

用富含蛋白质和各类矿物质、维生素的虾仁、新鲜蔬菜与鸡蛋搭配，兼顾了各方面的营养物质，适宜11~12个月的婴儿在断奶前后食用。青菜的品种可多样，如用小白菜、油菜、菠菜、生菜、苋菜等均可，再加入点豆腐泥也很适宜。

【食材备料】

黄鱼肉100克，去皮胡萝卜30克，莴笋叶10克，去皮莴笋、芹菜各15克，鸡汤适量，花生油、香油、食盐、湿淀粉、姜末各少许。

【妈妈用心做】

1.将黄鱼肉洗净，去净刺后切成碎粒；胡萝卜、去皮莴笋、芹菜都切成粒；莴笋叶洗净后切碎。

2.锅中放入花生油烧热，爆香姜末，注入鸡汤烧开，放入黄鱼肉粒、胡萝卜粒煮约3分钟。

3.加入芹菜粒，莴笋粒、莴笋叶末以中火煮透，调入食盐，以湿淀粉勾芡，再淋入香油即可。

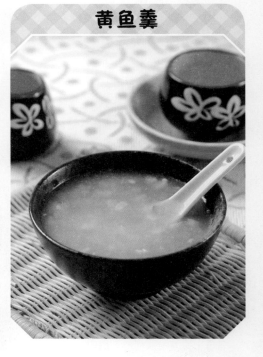

黄鱼羹

140

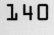

【宝宝营养手记】

黄鱼是非常好的益气健脾类食物，对防止宝宝偏食有良好的作用。其含有丰富的蛋白质、微量元素和多种维生素，能很好地养胃开胃，补益身体，促进生长发育。此姜羹素搭配适宜，11个月以上的宝宝宜食。

蟹肉蒸蛋

【营养用料】

鸡蛋2个, 鸡肉蓉15克, 蟹脚肉15克, 高汤60毫升, 食盐少许。

【制作方法】

1.将鸡肉蓉、蟹脚肉一起放入碗中拌匀。

2.鸡蛋打散后过细筛滤除杂质, 加入高汤、食盐拌匀, 倒入装有鸡蓉蟹肉的碗中, 再次搅拌均匀。

3.蒸锅中加水煮滚, 将调好的蛋液放入蒸笼, 以大火蒸熟即可, 注意不要蒸"老"。

【宝宝营养手记】

蟹肉含有丰富的蛋白质及微量元素, 有很好的滋补作用, 可补骨添髓、滋肝阴、充胃液。蟹肉中丰富的铜可帮助组织中的铁进入血浆中, 从而提高铁的吸收率, 能起到预防幼儿贫血的作用。鸡蛋含有丰富的卵磷脂、DHA、B族维生素等, 对幼儿神经系统和身体的发育有良好的促进作用。

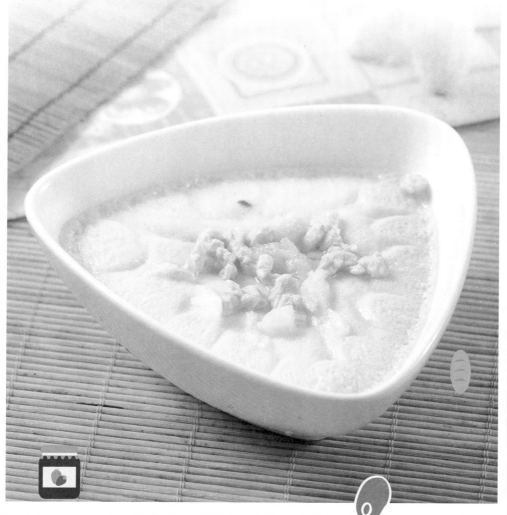

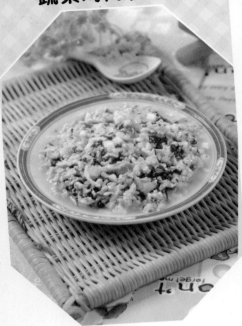

蔬菜鸡肉麦片糊

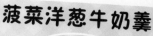

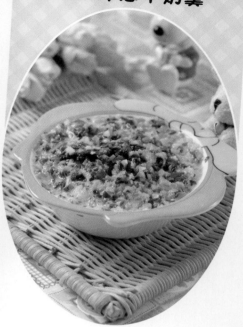

菠菜洋葱牛奶羹

【食材备料】

青菜叶30克，鸡胸肉50克，即溶麦片30克，熟鸡蛋1个，大骨高汤150毫升，食盐少许。

【妈妈精心做】

1.青菜叶洗净，用滚水烫熟，待凉后切碎；鸡胸肉洗净后先切小薄片，再切成小粒；熟鸡蛋去壳，将蛋白切成小薄片，蛋黄切碎。

2.将大骨汤入锅加热，放入鸡胸肉粒煮熟，再放入即溶麦片煮开，转小火，放入青菜末和切好的鸡蛋拌匀，调入食盐稍煮即可。

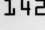

【宝宝营养手记】

此糊营养全面，可提供丰富的蛋白质、钙、铁和维生素，能促进生长发育，对断奶很有帮助，适宜11个月以上的婴儿。还可用稠米粥或米糊代替麦片，做成菜肉米糊，同样也可选用鱼肉、瘦肉代替鸡肉来做。

【食材备料】

菠菜100克，洋葱15克，牛奶50毫升，食盐少许。

【妈妈精心做】

1.将菠菜择洗干净，放入开水中焯软后捞出，沥去水分，取叶嫩部分切碎，研磨成泥；洋葱洗净，焯水后剁成泥。

2.将菠菜泥与洋葱泥混合，加入适量清水后一同放入小锅中用小火煮至熟透。

3.加入牛奶略煮，调入一点儿食盐，使之略有淡淡的咸味即可。

【宝宝营养手记】

以多样的蔬菜组合或者以各类蔬菜和肉类、蛋类及豆腐等搭配为11个月以上的婴儿做食物，对丰富营养摄取十分重要，可让宝宝进一步适应各种食物，为顺利断奶做足准备。

葡萄干奶米

【食物备料】

大米100克, 牛奶350毫升, 葡萄干30克, 奶油15克, 细砂糖5克, 食盐、香草精、植物油各少许。

【烹调指心做】

1.葡萄干切碎; 大米洗净, 沥干后放入锅中, 加入牛奶、食盐, 用小火慢煮至米软但仍有米粒感, 放入葡萄干碎、细砂糖、香草精续煮至米烂熟后熄火, 加入奶油拌成稠米糊。

2.取小碗, 在内侧刷上薄薄一层植物油, 将米糊倒入碗中至八分满, 放入开水蒸锅再蒸5~6分钟即可。

【宝宝营养手记】

除了提供热量, 大米还有帮助调节脂肪和蛋白质代谢的功能。其分解后产生大脑中枢神经的重要养分——葡萄糖, 并对提高幼儿的记忆力和学习能力很有好处。葡萄干中的铁和钙含量十分丰富, 是儿童、体弱贫血者的滋补佳品, 可补血气、防治贫血, 常食还对大脑发育有良好的促进作用。

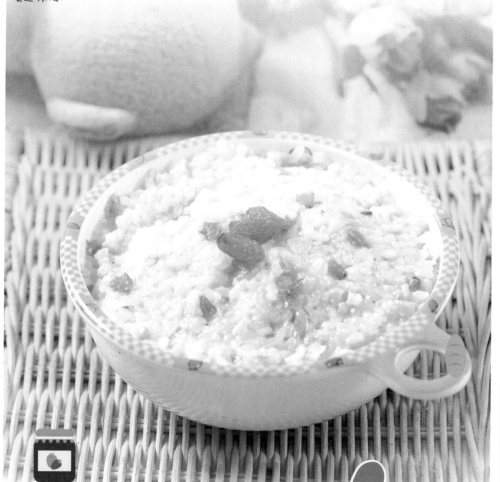

143

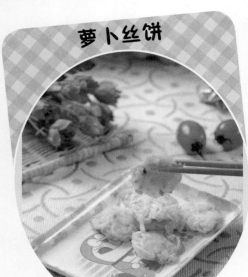

萝卜丝饼

【食材备料】

白萝卜600克，生鸡蛋黄2个，小麦面粉60克，葱姜末10克，虾米末20克，火腿末15克，牛奶30毫升，植物油适量，食盐、鸡精各少许。

【烹调用心做】

1.白萝卜洗净去皮，切成细丝，用食盐拌匀腌一会儿，再用纱布裹紧拧干水分。

2.将萝卜丝拨散，放入虾米末、火腿末、鸡精、葱姜末、牛奶、鸡蛋黄拌匀，分成数团后捏成丸子状，滚上小麦面粉备用。

3.取平底锅，放入植物油烧至四成热，将萝卜丸子逐个按扁，放入锅中煎至熟透即可。

【宝宝营养手记】

白萝卜有促进消化、增强食欲、补脾养胃、促进消化和止咳化痰的作用，给幼儿适量食用很有益，能提高孩子的免疫力，保护心血管健康，促进肠胃运动和废物排出，防治便秘。

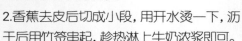

【食材备料】

香蕉2根，牛奶糖8颗，牛奶50毫升。

【烹调用心做】

1.将牛奶糖放入锅中，用小火加热，加入牛奶，烧制成牛奶浓浆。

2.香蕉去皮后切成小段，用开水烫一下，沥干后用竹签串起，趁热淋上牛奶浓浆即可。

【宝宝营养手记】

香蕉含有丰富的碳水化合物、蛋白质、膳食纤维和钾、钙、磷、铁及多种维生素，具有清热解毒、帮助消化、润肠通便的作用，对便秘的幼儿有辅助治疗作用，还能保护血管，预防心血管疾病，对防止肥胖、维护皮肤毛发健康也有一定帮助。

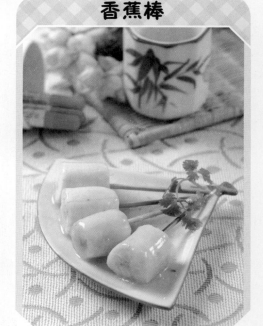

香蕉棒

营养蔬菜汤

【食材备料】

胡萝卜80克, 西红柿60克, 小黄瓜50克, 洋葱30克, 圆白菜100克, 土豆100克, 香菇3个, 火腿末30克, 高汤500毫升, 食盐、面包糠、湿淀粉各少许, 植物油适量。

【制作过程】

1.胡萝卜、土豆均去皮, 切成小丁; 西红柿、小黄瓜、香菇均切成丁; 洋葱切成碎粒; 圆白菜剥片、洗净切成碎片。

2.炒锅内放入植物油烧热, 下入洋葱粒炒香, 加入土豆丁、小黄瓜丁、胡萝卜丁、西红柿丁续炒片刻, 放入香菇丁、圆白菜碎片和高汤, 煮至熟软, 加入食盐、火腿末、面包糠, 用湿淀粉勾薄芡即可。

【宝宝营养手记】

汤品中添加多种含丰富维生素与纤维素的蔬菜, 可保护宝宝的视力, 促进肠胃运动和消化, 预防便秘的发生。妈妈要根据幼儿咀嚼和消化能力的特点来安排膳食, 如孩子还未满2岁, 食物还要切得细碎, 煮得软烂一些, 以利于消化。

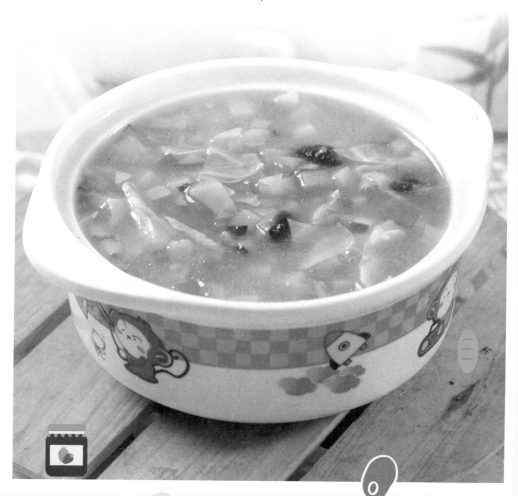

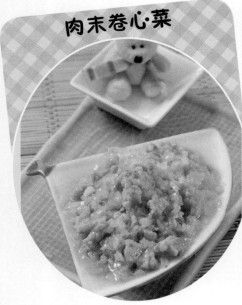

肉末卷心菜

【食材备料】

猪肉末30克,卷心菜60克,葱末、姜末、植物油、酱油、食盐、湿淀粉各少许。

【妈妈这样做】

1.将卷心菜用开水烫一下,切成碎末。

2.锅中放入植物油烧热,下入猪肉末煸炒至断生,加入姜末、葱末、酱油炒匀,加入适量水,煮软后再加入卷心菜末炒匀并稍煮片刻,调入食盐,用湿淀粉勾芡后再炒匀即成。

【宝宝营养手记】

给宝宝适当添加卷心菜,可增进食欲、促进消化、预防便秘,对提高免疫力、预防小儿感冒有良好的作用。此菜以蔬菜、肉类组合,含有婴儿生长发育必不可缺的多种营养素,适合11个月以上的婴儿食用。这个时期一定要注意宝宝营养的全面,可以经常变换蔬菜品种,并及时搭配肉类、水产和蛋。

【食材备料】

玉米面30克,豆粉20克,白砂糖少许。

【妈妈这样做】

1.玉米面用凉开水搅拌成稀糊状;豆粉用温开水搅拌成稀糊状。

2.锅内放适量清水烧开,把搅拌好的玉米面和豆粉先后慢慢倒入锅中,边倒边不停搅动,以防面糊结块,待开锅后转用小火煨一会儿,调入白砂糖煮至黏稠即可。

【宝宝营养手记】

经过大半年的辅食喂养,12个月的婴儿大多都可以断奶。但由于宝宝要到3岁后才能充分消化吸收大人吃的食物,所以饮食上妈妈还需多加照顾,食物还要做得细、软、清淡一些,要保证合理搭配、营养充足和均衡。此粥营养健康,对防治小儿便秘很有益。

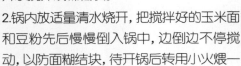

两面粥

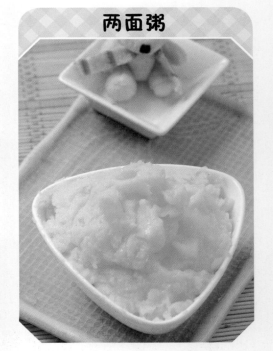

什锦瘦肉菜末

【原料备料】

瘦猪肉末25克，卷心菜叶30克，西红柿、胡萝卜、圆椒各10克，食盐少许，高汤适量。

【制作指导】

1.卷心菜、西红柿、胡萝卜、圆椒都处理干净，分别切成碎末。

2.将瘦猪肉末、胡萝卜末、圆椒末、卷心菜末一起放入锅内，加入高汤，置火上煮至熟软，再加入西红柿末略煮，加入少许食盐调味，有淡淡的咸味即可。

【宝宝营养手记】

由于宝宝牙齿还没有长齐，菜还是应做得细软一些，以利于消化吸收。宝宝满10个月后，可开始逐步让其过渡到以一日三餐为主，早、晚牛奶为辅的饮食结构，要特别注意菜、肉、鱼、蛋、饭、果等各类食物的合理搭配。

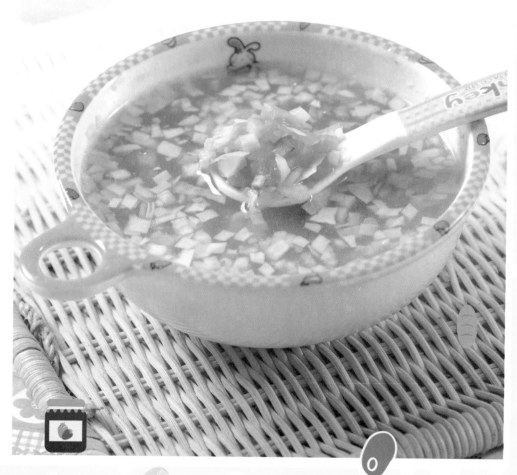

三鲜鸡蛋炖豆腐

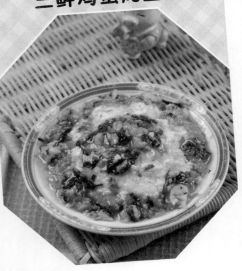

蒸鸡肉豆腐

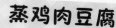
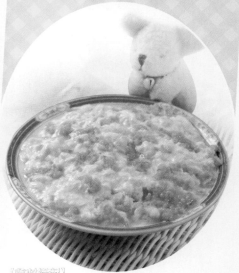

【食材备料】

去除边皮的豆腐100克，鸡蛋1个，豌豆20克，虾仁25克，苋菜15克，肉汤、食盐、淀粉各少许。

【妈妈用心做】

1.豆腐压磨成豆腐泥后放入蒸碗，拌入打散的鸡蛋，调入少许食盐拌匀。

2.豌豆煮熟，去除外皮后研磨成泥，铺在豆腐泥四周，入锅蒸熟。

3.苋菜洗净切碎；虾仁洗净后沥干，切成碎丁，用少许食盐、淀粉拌匀后略腌。

4.将肉汤和淀粉拌和，倒入锅内烧开，放入碎虾仁煮熟，再加入苋菜末，烧至汤汁黏稠时，出锅浇在蒸好的鸡蛋豆腐上即可。

【宝宝营养手记】

多种食物搭配，使辅食的营养更丰富，味道更鲜美。对于即将断奶的宝宝来说，既适合口味、利于消化，又有助于断奶后所需各种营养的补充，特别是有助于大脑、骨骼、内脏器官及牙齿的健康和发育。

【食材备料】

豆腐100克，鸡胸肉25克，洋葱末10克，豌豆20克，鸡蛋1个，香油、淀粉各5克，食盐少许。

【妈妈用心做】

1.豆腐洗净，入锅加水煮片刻，沥去水分，研磨成豆腐泥，摊入抹过香油的蒸盘内。

2.将豌豆加清水煮至熟软，捞出后研磨成泥。

3.鸡胸肉剁成细泥后放入碗内，加入洋葱末、鸡蛋、食盐和淀粉，调拌均匀至有黏性，摊在豆腐泥上，再放上豌豆泥，放入开水蒸锅蒸熟即可。

【宝宝营养手记】

植物蛋白质与动物蛋白质相互补充，对婴儿生长发育能起到很好的作用，可强壮身体，健脑益智，提高抵抗力。这个时期的婴儿马上就要断奶，合理的饮食和营养的衔接对宝宝的健康发育至关重要。妈妈还可灵活掌握不同蔬菜、肉类食物品种的搭配。

西红柿虾盅

【食物备料】

西红柿2个，黄瓜丁60克，鲜虾仁50克，熟腰果30克，花生油适量，食盐、葱花、香油各少许。

【制作方法】

1.将虾仁去泥肠后洗净，每个虾仁切成两半，加少许食盐拌匀；西红柿洗净，从上端片去一片，挖去果肉，制成西红柿盅。

2.炒锅置火上，放入花生油烧热，下入虾仁滑炒至呈金黄色时出锅；净锅再加入底油烧热，放入葱花爆出香味，倒入黄瓜丁炒匀，然后下入腰果、虾仁同炒，加少许食盐调味。

3.将炒好的黄瓜虾仁放入西红柿盅内，淋上香油后放入蒸锅隔水蒸约10分钟即可。

【宝宝营养手记】

成菜造型可爱、味道鲜美，对提高幼儿的食欲，预防和改善偏食有很好的帮助。西红柿含有丰富的维生素，可健胃消食、生津止渴、增进食欲；腰果中的营养成分有很好的软化血管的作用，能保护血管，润肠通便，润肤美容，提高抗病能力；再配上营养美味的虾仁、黄瓜，大大提高了营养的全面性，适宜中餐或晚餐时给宝宝吃。

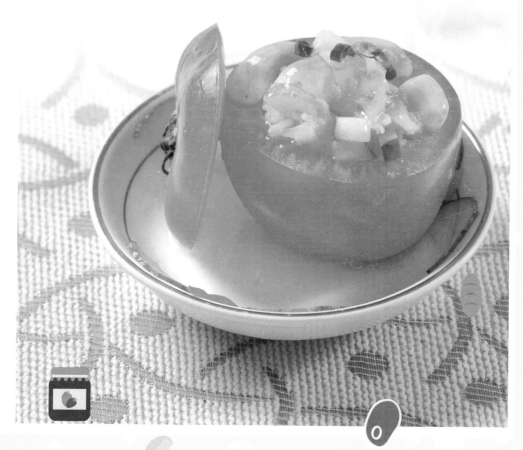

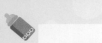

玉米虾仁鸡蓉汤

【食材备料】

鲜虾仁8个，嫩玉米粒60克，鸡肉蓉50克，清高汤400毫升，鸡蛋1个，橄榄油10毫升，中筋面粉20克，食盐少许。

【妈妈操心做】

1.虾仁除去泥肠，洗净，切成小丁；鸡蛋磕出打散搅匀。

2.橄榄油倒入锅中用小火加热，加入面粉拌炒至糊状，分次加入清高汤，边煮边搅拌均匀，放入玉米粒、鸡肉蓉和虾仁丁煮熟，淋入鸡蛋液煮滚，调入食盐即成。

【宝宝营养手记】

鸡肉、虾仁所含的优质蛋白质消化率高，可以防止幼儿营养不良。玉米的营养比稻米、小麦要高出很多，作为主食，其营养价值和保健作用是最高的，幼儿常吃有良好的健脑和增强抵抗力的作用。

优质宝宝营养辅食方案

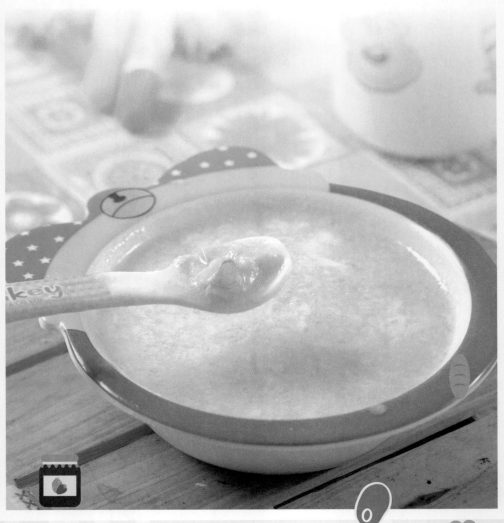

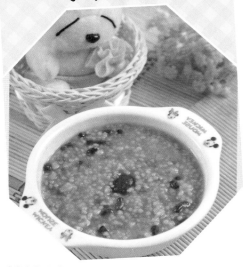

小米红枣粥

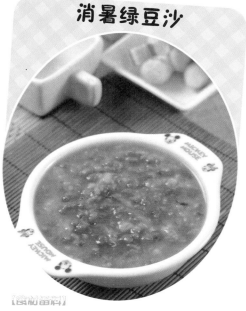

消暑绿豆沙

小米红枣粥

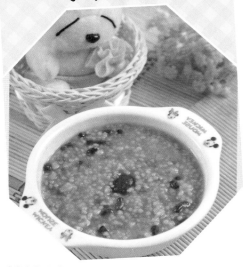

消暑绿豆沙

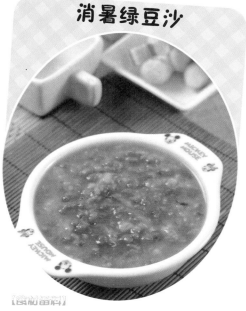

【食材备料】

小米50克，红枣5枚，红小豆15克，白砂糖少许。

【妈妈用心做】

1.红小豆洗净用清水泡涨；小米、红枣分别洗净，将红枣去核。

2.粥锅中加适量水置火上，先下入红小豆煮至半熟，再加入小米、红枣，以小火熬煮至小米粥米烂粥黏，调入白砂糖搅匀即可。

【宝宝营养手记】

吃小米可防止消化不良，有滋阴养血、补充脑力的功效，能很好地调养身体虚弱，是婴儿良好的保健食物。此粥材料营养互补，可健胃安眠，调理虚弱。

一般在宝宝身体状况良好时才适宜给其断奶，若这个时期宝宝身体虚弱或有病，则应推迟断奶时间，否则对宝宝的健康有不利影响。

【食材备料】

绿豆60克，白砂糖、葡萄干各少许。

【妈妈用心做】

1.葡萄干切成小粒；绿豆洗净，用清水泡发，然后倒入锅内加适量水煮至熟烂。

2.将煮熟的绿豆连汤放入搅拌机内打匀，再倒回锅内煮开。

3.加入葡萄干、白砂糖拌匀，再稍煮即可。

【宝宝营养手记】

适宜11个月以上准备断奶的婴儿。夏天水分蒸发多，身体对营养物质和水分需求量增加，需要及时给婴儿补充足够的水分。适当喂食绿豆沙能补充营养、增强体力、清热止渴、解毒利尿。

此绿豆沙清甜爽口，宝宝会很喜欢吃。但是绿豆性凉，不宜给脾胃虚弱的宝宝多吃。

蛋卷蔬菜饭

【食物备料】

鸡蛋1个，胡萝卜末15克，洋葱末10克，软米饭半小碗，大豆油、食盐各少许。

【妈妈精心做】

1.将鸡蛋磕入碗中，加一点点食盐打匀，倒入加了大豆油烧热的平底锅中摊成薄蛋饼。

2.把胡萝卜末和洋葱末用少许大豆油炒至快熟时，加入软米饭，调入一点食盐拌炒均匀。

3.将炒好的软米饭平摊于鸡蛋饼上，卷成蛋卷，然后切成小段给宝宝食用。

【宝宝营养手记】

这是一款妈妈为宝宝精心设计的食谱，形状可爱、色彩诱人、营养搭配合理，足以引起宝宝的食欲。也可在饭中再添加一些切碎的青菜或肉末，以增加口味的变化，丰富营养搭配。妈妈应注意，在做此蛋卷饭时油要尽量少放，成品宜保持清淡。

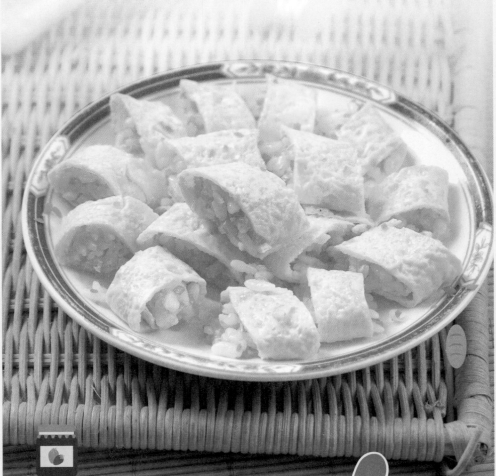

土豆儿乐饼

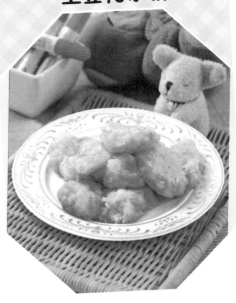

【食材备料】

土豆200克，西红柿60克，玉米粒30克，洋葱末40克，奶油20克，食盐、熟芝麻各少许，鸡蛋1个，面包粉、植物油各适量。

【贴贴心心做做】

1.玉米粒、西红柿焯水，把西红柿去皮，切成丁；洋葱末与奶油一同炒软。

2.土豆洗净、煮熟，去皮后压磨成泥，加入玉米粒、西红柿丁、洋葱末、熟芝麻、食盐拌匀。

3.取适量土豆泥捏成椭圆状，先沾一层鸡蛋液，再裹上一层面包粉（依此法将全部土豆泥做好），放入烧热植物油的锅中稍炸，至微呈金黄色时捞起，沥油后装盘。

【宝宝营养手记】

土豆营养全面且易于消化，其营养价值甚至高于苹果，尤其是可为宝宝提供充足的碳水化合物。11个月以上的宝宝可能会不喜欢吃蔬菜，多变一些花样，如把不同蔬菜包进饺子、馄饨、包子里，或荤素搭配做成菜泥，或以多类食物组合，烹调方法多变，才有利于宝宝增加蔬菜进食量。

鱼肉水饺

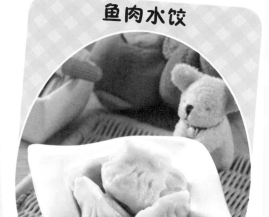

【食材备料】

鲜净鱼肉100克，面粉100克，鸡蛋1个，猪肉末30克，青菜30克，香油、儿童酱油、食盐、鸡汤各少许。

【贴贴心心做做】

1.将鱼肉剔净鱼刺后切碎，剁成细末，加入猪肉末、鸡汤搅成稠糊状，调入食盐、儿童酱油，继续搅拌均匀，再加入切碎的青菜、香油，拌制成馅。

2.将面粉加鸡蛋和少许温水和匀，揉成面团，切小面剂，擀成小饺子皮，加上馅包成饺子。

3.饺子全部包完后，以常法将饺子煮熟，捞出待稍凉后给宝宝食用。

【宝宝营养手记】

馅料中的青菜尽量选用宝宝喜欢的，也可再加入一些豆腐。宝宝准备断奶时，在平衡食物营养的同时，为了提高他的进食兴趣，在食物制作上应多些变化，如做些饺子、馄饨、包子或混合蔬菜和肉的软饭等。

153

果酱薄饼

【食材备料】

面粉60克，鸡蛋2个，牛奶150毫升，食盐少许，黄油5克，果酱、植物油各适量。

【妈妈用心做】

1.将面粉放入碗内，磕入鸡蛋，搅拌均匀，加入食盐和化开的黄油、牛奶搅匀，放置20分钟后再搅拌成面糊。

2.小平底锅置火上烧热，淋上一层植物油，倒入一汤勺面糊，使面糊在锅底均匀分布，将面糊推成饼，待一面烙熟后，翻面再烙另一面。

3.按同样方法烙熟全部薄饼，然后在每个薄饼上放少许果酱，卷起来切成小段给宝宝吃。

【宝宝营养手记】

此饼松软、香甜，含有丰富的蛋白质、碳水化合物和钙、磷、铁、锌及维生素A、维生素B₁、维生素B₂、维生素D、维生素E、DHA等多种营养素，适宜11~12个月的婴儿。让宝宝自己拿着吃，在进一步锻炼咀嚼能力和手部精细动作的同时，也及时补充了发育所需的各类营养。制作中，要将牛奶鸡蛋面糊调匀，不要有小疙瘩，薄饼也最好摊得小一些。

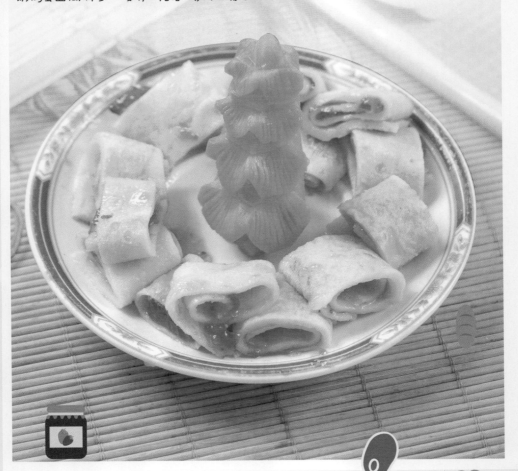

蔬菜煎蛋卷

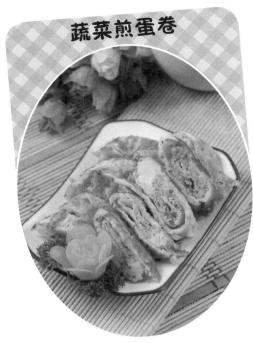

【食材备料】

鸡蛋2个，去皮胡萝卜、去皮黄瓜、四季豆各15克，干香菇1个，食盐、高汤、植物油各少许。

【妈妈用心做】

1. 胡萝卜和四季豆下入开水锅焯至将熟时捞起，切碎；干香菇泡软洗净，和黄瓜分别切碎。

2. 鸡蛋打入料理盆中，调入食盐、高汤和切碎的所有蔬菜拌匀。

3. 平底锅倒入植物油烧热，均匀倒入拌好的蔬菜蛋液，在半熟时从一端卷起制成蛋卷，煎至熟透铲出，切成适宜宝宝食用的小段即可。

【宝宝营养手记】

鸡蛋中含有人体所需的几乎所有营养，配以多种营养丰富的蔬菜，极具补益营养的功效，能健脑益智，促进脑部发育，增强抵抗力，是即将断奶和刚断奶宝宝的理想营养美食。

随着宝宝长大，母体给予的抗体逐渐消失，有时比较容易感冒。这时在保证宝宝饮食营养的同时，可多带宝宝到空气清新的场所散散步，晒晒太阳。

狝猴桃鸡蛋饼

【食材备料】

狝猴桃果肉30克，鸡蛋1个，牛奶15毫升，奶油、白砂糖、植物油各少许。

【妈妈用心做】

1. 将狝猴桃切成小丁，加入奶油、白砂糖拌匀；鸡蛋打入碗加牛奶搅匀。

2. 平底锅下植物油滑匀锅面并烧热，倒入鸡蛋液，转动锅身，使蛋饼薄厚均匀，待凝固时倒入狝猴桃丁，将蛋饼对折成半圆，狝猴桃丁包入其中，继续煎至两面金黄、成熟时出锅。

【宝宝营养手记】

食物搭配新颖，口味好，能引起宝宝的食欲。10～12个月的婴儿常食不但能补充足量营养，有利于大脑和智力的发育，而且有助于消化，可防止便秘。

狝猴桃中维生素C含量很高，宝宝情绪低落时，吃些狝猴桃有很好的调节作用。

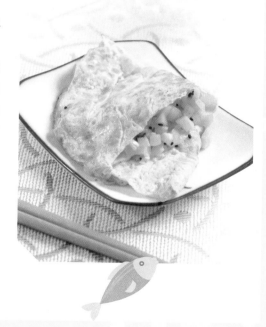

黑米珍珠粥

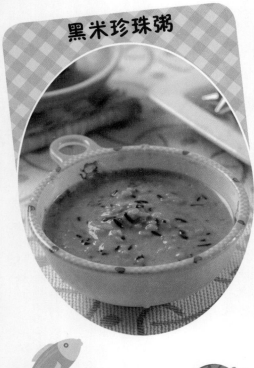

【食材备料】

黑米100克，小米50克，椰子汁150毫升，冰糖60克，食盐少许。

【烹调用心做】

1.黑米淘洗干净，用清水浸泡一夜；椰子汁中加少许食盐调匀。

2.锅内加入约1000毫升清水烧开，倒入黑米煮滚，用小火煮粥至黑米发黏。

3.将小米下入锅中搅匀，继续煮粥至米烂粥黏，加入椰子汁、冰糖再煮片刻即可。

【宝宝营养手记】

黑米又称补血米，比大米更具营养价值，有滋阴补肾、健脾暖肝、明目活血、开胃益中的功效。加入营养丰富、可补血健脑的小米同熬粥，对体质虚弱、贫血有很好的补养、改善作用，还有助于调节幼儿良好的精神状态。

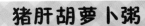

猪肝胡萝卜粥

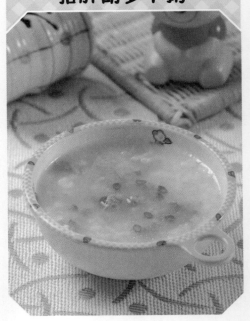

【食材备料】

猪肝50克，胡萝卜100克，大米60克，熟花生油、食盐、葱花各少许。

【烹调用心做】

1.将猪肝仔细冲洗后用清水浸泡30分钟，再次洗净后切成小片；胡萝卜去皮洗净，切碎。

2.大米淘洗干净，入锅加适量水大火煮开后转小火煮粥，粥刚熟时，放入熟花生油，随即下入切好的猪肝与胡萝卜续煮15分钟，用食盐调味，撒上葱花搅匀即可。

【宝宝营养手记】

猪肝中富含铁、锌，其与胡萝卜都富含维生素A，这对小儿病后的身体恢复有较好的营养补充作用。此粥可补肝养血，有助于预防贫血和食欲减退，保护视力健康。

山药鸡肉粥

【食材备料】

大米60克，山药100克，去骨鸡腿1只，鸡汤500毫升，枸杞子5克，食盐少许。

【妈妈耐心做】

1.大米洗净后沥干水分；山药去皮洗净，切成小丁；鸡腿肉切成碎丁，放入滚水中焯至变白后捞起。

2.将大米、山药丁、鸡腿肉丁、鸡汤同入锅中，用大火煮开后加入枸杞子，转小火续煮至粥熟料软，调入食盐，再煮滚片刻即成。

【宝宝营养早起】

鸡腿肉中含有较多的铁质和骨胶原蛋白，可改善缺铁性贫血，强化血管、肌肉功能；山药所含的黏性蛋白质对改善幼儿食欲不振有良好的作用；枸杞子有助于增强身体抵抗力，滋肝明目，润肺补虚。

妈妈需要注意的是，当幼儿有大便燥结和便秘症状时，要暂停给其食用山药及含山药的食物，以免加剧肠胃不适。

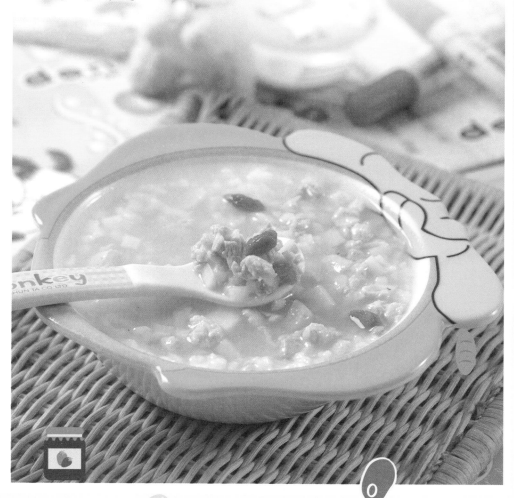

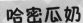

哈密瓜奶

【食材备料】

猪肋条肉50克，胡萝卜（去皮）15克，干木耳3克，鸡蛋1个，淀粉、酱油、葱末、姜末、食盐、鸡精、香油各少许。

【妈妈精心做】

1.胡萝卜剁成蓉；干木耳泡发后洗净，剁成蓉；鸡蛋打散后搅匀。

2.将猪肋条肉剁成泥后放碗内，加入胡萝卜蓉、葱末、姜末、鸡精、食盐、酱油、香油、淀粉和少许清水拌匀，调制成馅，取三分之一馅料放入木耳蓉拌匀。

3.将蒸盘内涂抹一层香油，把木耳肉馅放在盘中央，外围摊匀剩余的肉馅，把搅匀的鸡蛋呈花瓣状淋在四周，放入蒸锅蒸熟即成。

【宝宝营养手记】

此菜以多种适宜幼儿的食物巧妙搭配，可增强免疫力、健脑益智、益肝明目、补血壮骨，能防治缺铁性贫血和防止呼吸道感染，促进幼儿的健康发育和智能发展。

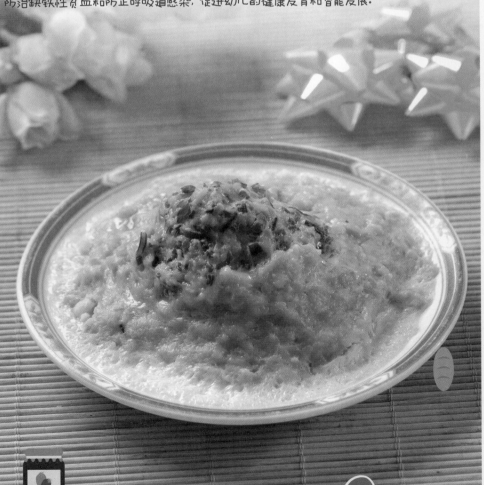

绣球肉丸

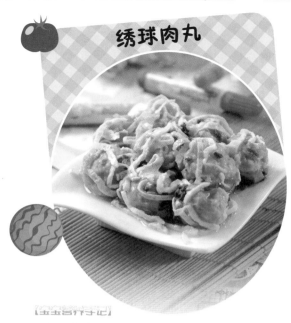

【食材备料】

猪肉馅400克，小白菜叶60克，鸡蛋2个，2个鸡蛋清，红甜椒粒、胡萝卜粒各15克，酱油15毫升，高汤50毫升，姜末、蒜末各5克，食盐、香油、湿淀粉、植物油各适量。

【烹调制心做】

1.猪肉馅中加入酱油、姜末、蒜末、鸡蛋清、香油、食盐，顺一个方向拌匀，腌置30分钟入味；鸡蛋打散，入锅用少许热植物油摊成2张薄蛋皮，切成丝；小白菜叶用开水烫软，沥干后切成丝。

2.将猪肉馅捏成若干丸子，裹上小白菜丝和鸡蛋丝，装盘后放入蒸笼用大火蒸熟。

3.炒锅中倒入植物油烧热，放入甜椒粒、胡萝卜粒炒香，加入高汤煮滚，调入食盐，以湿淀粉勾薄芡，起锅淋于蒸好的双色绣球丸子上。

【宝宝营养手记】

猪肉的营养很适宜幼儿，有滋养脏腑，补肾养血的作用。小白菜中丰富的钙、磷、铁能够促进幼儿健康发育，加速机体新陈代谢，促进骨骼生长，增强造血功能。猪肉馅不要肥肉太多，精瘦肉应占70%~80%。

【食材备料】

嫩豆腐150克，鲜虾仁60克，鸡蛋1个，鸡汤半杯，食盐、儿童酱油、湿淀粉各少许，植物油适量。

【烹调制心做】

1.鲜虾仁挑去泥肠，洗净后沥干水分，切成丁。

2.嫩豆腐放入滚水中焯一下，捞起切成小块。

3.锅内放入植物油烧热，放入豆腐块炒两下，加入鸡汤、食盐、儿童酱油煮滚，下入虾仁丁煮熟，用湿淀粉勾芡，再淋入打匀的鸡蛋液拌匀，稍煮即成。

【宝宝营养手记】

幼儿身体发育迅速，要多提供含丰富蛋白质、钙、铁和足量维生素的食物，此菜是很好的选择，对促进食欲也很有帮助。虾肉蛋白质含量高、脂肪少，还含有丰富矿物质及维生素A、维生素D等成分，对促进发育、健康骨骼、保护心血管系统十分有益。

虾仁豆腐

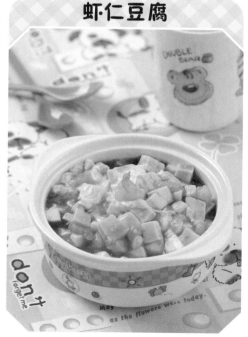

虾蓉蛋卷

【食材备料】

净虾仁200克，猪肉蓉50克，鸡蛋2个，1个鸡蛋清，湿淀粉1大匙，葱末、姜末、食盐、香油各少许，色拉油适量。

【妈妈用心做】

1.虾仁剁成细蓉，加入猪肉蓉、鸡蛋清、葱末、姜末、食盐和香油拌成馅。

2.鸡蛋打散，加入湿淀粉拌匀，用少许色拉油烧热摊成2张蛋皮，铺平，均匀放上调好的虾馅，卷成蛋卷。

3.蒸盘抹匀色拉油，放上虾蓉蛋卷，放入蒸锅以旺火蒸熟，起锅切成小段即可。

【宝宝营养手记】

此辅食营养美味，可作点心或配菜。幼儿期的宝宝胃口不好十分常见，多变换一些食材和花样来做食物，对打开小家伙的胃口很有帮助。猪肉蓉宜用猪里脊肉或七八成瘦的五花肉来剁制。

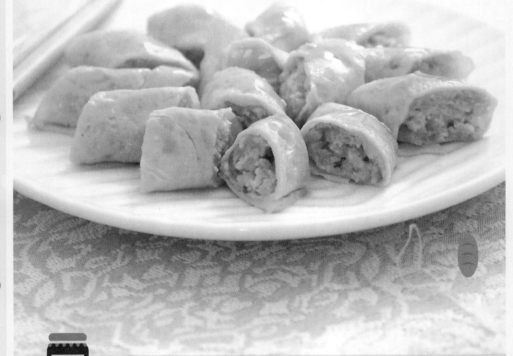

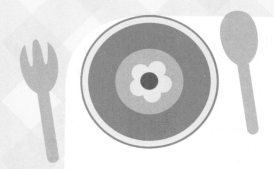

PART 5

0～1岁宝宝健康调理营养餐

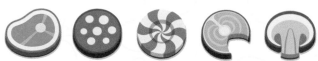

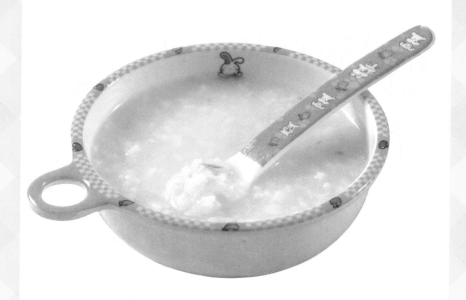

优质宝宝营养辅食方案

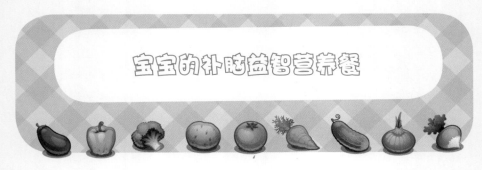

宝宝的补脑益智营养餐

大脑发育的黄金期

人的智力发育是一个长期过程。年龄越小，大脑的生长发育越快。大脑发育的第一个黄金阶段是从怀孕到婴儿出生前的胎儿期，这段时间脑的发育最迅速。一般婴儿出生时，大脑有大约100～180亿个脑细胞，数量已接近成人。人的脑神经细胞分化增殖到2岁时就基本完成，即2岁之前是脑细胞数量的增长期；2岁之后脑细胞一般不再增多，只是脑细胞的重量和体积增大或形态结构变化。因此，在2岁之前的婴幼儿期，脑细胞处于分化增殖期，合理、全面的营养供给对大脑和日后智力的发育极其重要。

大脑发育的第二个黄金时间是人出生后前2年，这个阶段脑发育最快。新生儿出生时脑重约350～380克，脑重量是成人脑重的25%；到6月龄时脑重增加到约600～700克，为出生时2倍，占成人脑重的50%；2岁时脑重达900～1200克，为出生时3倍，约占成人脑重的75%；3岁时脑重接近成人脑重，小脑发育基本成熟，一般在3～4岁神经髓鞘化基本完成，以后发育速度减慢。

婴幼儿时期是心理发展和学习的关键期，年龄越小，发展越快。在3岁以下（特别是1岁以下），小儿的智能发展速度很快。此时最易获得知识和行为经验，也是学习的关键期。

影响宝宝智商发展主要有两大因素：一是供给大脑充足的营养，二是宝宝成长的环境。有时环境的作用比营养更为关键。大脑的发展过程需要外界信息的大量输入才能完成，外界信息的输入可直接促进大脑的发展，即输入就发展，不输入就不发展。

宝宝的补脑益智营养素

膳食中的一些营养素与大脑的生长发育、记忆力、想像力和思维分析能力的关系相当密切。通过调节膳食中的营养素，在辅食中补充一些能健脑和增进脑力的食物，保持全面营养，有助于提高和促进宝宝的智能发展。

葡萄糖：婴幼儿大脑的发育和智力的增长需要消耗相对较多的能量，足够的葡萄糖供给是必不可少的。一般富含淀粉的食物，如米、面、薯类、豆类等，在人体代谢过程中就会产生大量的

162

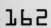

葡萄糖供机体利用，而动物血液中所含的葡萄糖可直接被人体利用。一般水果中亦含有丰富的葡萄糖，如柑橘、西瓜、甜瓜、哈密瓜等，可在辅食中适当加以补充。

蛋白质：是构成脑细胞和脑细胞代谢的重要营养物质，可以营养脑细胞，保持旺盛的记忆力，加强注意力和理解能力。因此，婴儿膳食中蛋白质的质和量，是提高脑细胞活力和促进智力的重要保证，否则可能会影响到大脑的发育。对于婴儿来说，奶类、鱼肉、豆制品、瘦肉、蛋类都是补充蛋白质不可缺少的食物来源。

磷脂：在脑细胞和神经细胞中含量最多，又分脑磷脂和卵磷脂两种，具有增强大脑记忆力的功能，并与神经传递有关，影响着大脑反应的灵敏度。婴儿正处于生长发育的旺盛时期，为了保持和促进大脑健康发育和初期智力拓展，辅食中适当加入动物的脑骨髓、猪肝以及豆制品、鸡蛋（尤其是蛋黄）和磨碎的坚果（如核桃粉、芝麻粉等）是有非常有益的。

谷氨酸：能改善大脑机能，促进活力，还能消除脑代谢中"氨"的毒性。因此，婴儿辅食中应适当吃些含谷氨酸的食物，如大米、黄豆制品、牛肉、乳酪和动物肝脏等。

磷：是大脑活动中必需的一种介质。它不但是组成脑磷脂、卵磷脂和胆固醇的主要成分，而且参与神经纤维的传导和细胞膜的生理活动，参与糖和脂肪的吸收与代谢。适宜婴儿进食的含磷丰富的食物主要有虾皮、干贝、鱼、蛋、鸡肉、牛奶、奶制品和全谷类食物等，在辅食中适当添加对大脑的智力活

动十分有益。但应注意磷与钙应按1：2量供给，否则，磷摄入过多反而会影响钙的吸收。

维生素B$_1$和烟酸：这两类维生素通过对糖代谢的作用而影响大脑对能量的需求，维生素B$_1$还可消除大脑疲劳，协助供给脑细胞营养。维生素B$_1$含量较丰富的食物有牛奶、瘦肉、动物内脏、豆类及豆制品、谷类等，而烟酸含量较丰富的食物有谷类、瘦肉及动物内脏等。

微量元素：婴幼儿缺乏锌、铜、锂、钴会影响智力的发展，甚至可引起某些疾病，如大脑皮质萎缩、神经发育停滞等。其中锌、铜对促进孩子发育、提高智力有重要作用。适宜婴儿的含锌丰富的食物有牡蛎、鱼、肉类、肝、蛋和磨碎的花生、核桃等坚果，而含铜较为丰富的食物有动物肝、肾、肉类、豆制品、叶类蔬菜和坚果类等。

其他：许多鱼类食物中含有能使脑细胞更活跃的DHA，因此适当多吃鱼能让宝宝更聪明。而维生素B$_{12}$具有与DHA一样的功效，也能帮助脑细胞活性化。维生素E可以防止脑细胞膜老化，保持大脑活力。此外，同属于B族维生素的胆碱和生物素，也在脑细胞营养供给上扮演着重要角色，其中胆碱还能进入脑细胞，制造帮助记忆的物质，对健脑益智很有益处。而充足的维生素C可使脑功能敏锐，思维敏捷；充足的钙有利于大脑持续工作；充足的脂肪可使脑功能健全；维生素A能促进大脑发育。

这些营养要靠合理的膳食搭配来长期、均衡地向人脑提供。有些宝宝的膳食中糖、蛋白质和脂肪偏多，也会影响智力的发育。因此，灵活安排宝宝的食谱，合理地摄取蛋白质，减少食物中维

生素的损失，是让孩子的大脑得到充分发育的营养基础。

适宜宝宝的补脑食物

许多适宜婴儿补脑健智的食品都是廉价又普通之物，在这里专门推荐几种，供家长选择。

牛奶（配方奶）： 除了母乳外，牛奶是宝宝近乎完美的营养品。即使是母乳喂养，在婴儿7月龄后也应添加牛奶食用。它健脑作用突出，最易被人体吸收，睡前喝点儿奶还有助于睡眠。

蛋类（鸡蛋、鹌鹑蛋等）： 所含营养与大脑活动功能、记忆力强弱量密切相关，对大脑发育很有益处。而鹌鹑蛋含有丰富的卵磷脂、脑磷脂和DHA，健脑作用突出。

鱼类： 它们可以向大脑提供优质蛋白质、钙和多类微量元素，而淡水鱼所含的脂肪酸多为不饱和脂肪酸，能保护脑血管，对大脑细胞活性有促进作用。

虾皮： 虾皮中含钙量极为丰富，摄取充足的钙可保证大脑处于最佳工作状态，还可防止因缺钙引起的儿科疾病。适量吃些虾皮，对加强记忆力和防止软骨病都有好处。

玉米： 玉米胚中富含多种不饱和脂肪酸，有保护脑血管和降血脂的作用，尤其是含谷氨酸较高，能促进脑细胞代谢，有健脑作用。常常给宝宝做些用玉米（尤其是鲜玉米）做的辅食，可促进大脑发育。

黄花菜： 黄花菜是"忘忧草"，能安神解郁。适当给宝宝吃点黄花菜，对促进宝宝睡眠和保持良好精神状态十分有益。但要注意的是，为宝宝制作时一定要把黄花菜剁碎切细。

橘子： 橘子含有大量维生素A、维生素B₁和维生素C，属典型的碱性食物，可以消除酸性食物对神经系统造成的危害。婴儿适量吃点橘子，会促进大脑活力，使宝宝精力充沛。

菠菜： 菠菜属健脑蔬菜。由于它含有丰富的维生素A、维生素C、维生素B₁和维生素B₂，是脑细胞代谢的"最佳供给者"之一。此外，它还含有大量叶绿素，也有健脑益智的作用。

豆制品： 豆腐、豆腐花等豆制品含大脑必需的优质蛋白和人体必需的氨基酸及丰富的大豆卵磷脂，钙含量也十分丰富，能强化脑血管的机能，预防心血管病。

芝麻、核桃、花生等坚果： 都有改善血液循环、营养大脑、增强记忆、消除脑疲劳的作用，健脑益智功效突出。但在给婴儿添加辅食时，应磨碎后再做，可直接做成糊，也可加入粥和各中食物泥、糊中。另外，杏仁、松子、榛子等也可以选择，它们都是很好的健脑佳品。

另外，还有许多蔬菜、水果和动物性食物都对健脑、益智有大好处，如南瓜、小白菜、胡萝卜、鲜豌豆、白菜、卷心菜、龙眼、红枣、香蕉、菠萝和动物脑髓类、动物肝、银鱼等。每天做辅食时适当选择、搭配一些健脑食物，对促进婴儿大脑发育和智力发展十分重要。

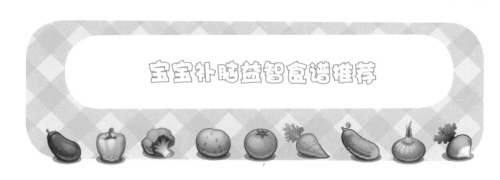

宝宝补脑益智食谱推荐

山药蛋泥

【食材备料】

山药60克，鸡蛋1个，米汤（或牛奶）适量，白砂糖少许。

【精确用心做】

1.山药去皮，洗净后切成小块，与鸡蛋分别煮熟。

2.山药块沥干水分倒入小碗中，用汤匙压磨成细泥状。

3.鸡蛋剥去壳，取蛋黄压磨成泥，放入山药泥中，加入热米汤、白砂糖后拌匀即可。

【宝宝营养手记】

此山药泥能健脾润肺、增智健脑，对免疫系统有很好的调节作用，是促进宝宝发育的理想食物。山药可滋补、益智、安神，鸡蛋黄中含有丰富的卵磷脂、钙、磷、铁等矿物质和优质蛋白质及多种维生素，对大脑和智力发育极为有益。有一点需要注意，山药有收涩的作用，故不宜给大便燥结的婴儿食用。

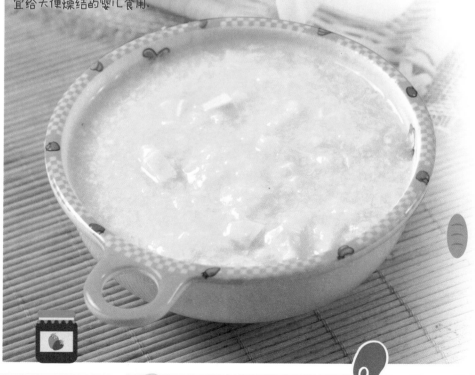

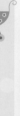

优质宝宝营养辅食方案

豆腐蛋粥

【食材备料】

嫩豆腐100克，鸡蛋1个，白粥1小碗，植物油3毫升，食盐少许。

【烹调暖心做】

1.豆腐洗净后切成小块；鸡蛋打入碗中搅匀。

2.白粥倒入小锅，加入少许清水，用中火煮开后放入豆腐块。

3.煮片刻后慢慢倒入鸡蛋液，同时用筷子搅动，煮至蛋熟粥黏时，调入植物油、食盐即可。

【宝宝营养手记】

吃豆腐有益于神经、血管、大脑的发育生长。但豆腐营养的不足之处是缺少一种必需氨基酸——蛋氨酸。如搭配鱼、鸡蛋、海带等食物，或和谷类同吃，可达到营养上的完整，更加有助于大脑和骨骼的健康发育。有腹胀、腹泻症状的宝宝不宜多吃豆腐。

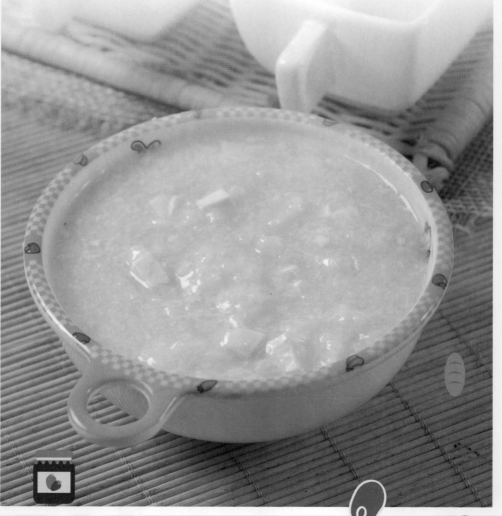

杏仁苹果豆腐羹

【食材备料】

豆腐100克，苹果60克，鲜香菇20克，杏仁15克，香油、食盐、湿淀粉各少许。

【制作方法】

1.将豆腐切成小块，用清水泡一下捞起；香菇切小碎丁，和豆腐块一起加适量水煮滚，放香油、食盐调味，用湿淀粉勾芡烧成豆腐羹。

2.杏仁去衣，苹果肉切粒，放入搅拌器中一同搅成糊，待豆腐羹稍冷却，加入其中拌匀即可。

【宝宝营养手记】

此羹宜作为点心供10个月以上的宝宝食用。苹果所含的锌是构成与记忆力息息相关的核酸和蛋白质的物质，对促进生长发育至关重要；香菇、杏仁都有补肝肾、健脾胃、益智安神、美容之功效；豆腐中的优质蛋白质和大豆卵磷脂有益于婴幼儿大脑和神经系统的发育。

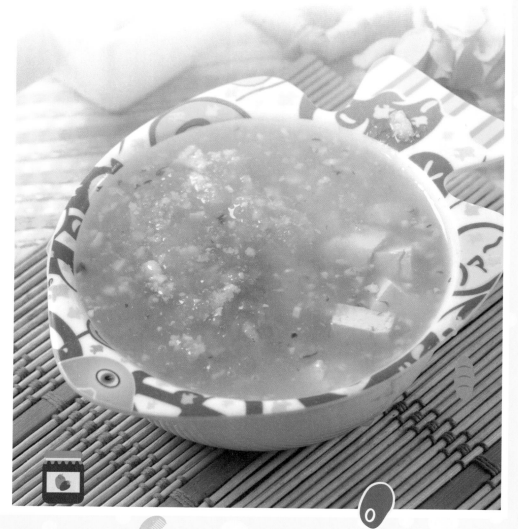

花豆腐

【食材备料】

豆腐100克，煮鸡蛋黄2个，小白菜30克，豌豆淀粉5克，高汤适量，食盐、葱姜水各少许。

【妈妈精心做】

1.鸡蛋黄研磨成碎末；豆腐下入烧开高汤的锅中煮一下，捞起放入碗内研磨碎。

2.小白菜洗净，取叶和嫩帮用开水烫一下，切成碎末装碗，加入豌豆淀粉、食盐、葱姜水，倒入豆腐中拌匀。

3.把鸡蛋黄末撒在豆腐表面，然后放入蒸锅，以中火蒸10分钟即成。

【宝宝营养手记】

膳食中全面的营养与大脑的生长发育、记忆力、想象力和思维分析能力的提高密不可分。豆腐的优质蛋白质和丰富的大豆卵磷脂有益于婴儿神经、大脑的发育生长，有很好的健脑作用。通过调节宝宝日常膳食中各种营养素（如葡萄糖、蛋白质、磷脂类、B族维生素、维生素C、维生素E、胆碱和钙、锌、磷、铁等）的均衡、全面，有助于宝宝补脑健脑、提高智能。

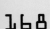

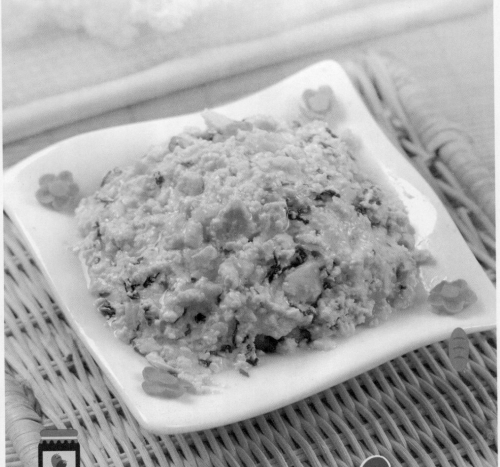

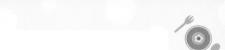

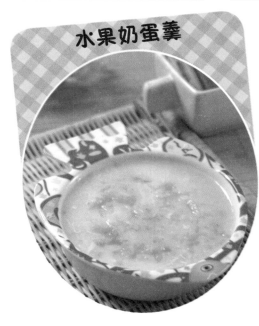

水果奶蛋羹

【食材备料】

2个鸡蛋黄，牛奶60毫升，苹果肉、木瓜肉各20克，核桃2个，玉米粉10克，白砂糖5克。

【调调细心做】

1.核桃剥去壳取肉，捣碎成泥；将玉米粉和白砂糖放入锅内加少许水搅匀，待加入鸡蛋黄后再次搅匀；苹果肉、木瓜肉捣成泥。

2.小锅置火上，将牛奶和调好的鸡蛋糊慢慢倒入锅中，一边倒一边搅拌，用小火熬煮至黏稠，加入核桃泥拌匀。

3.再加入苹果泥、木瓜泥搅匀，稍煮即可。

【宝宝营养手记】

6个月的婴儿脑细胞处于激增阶段，6~12个月期间是脑细胞增殖最快的时期。在宝宝出生最初的一年内直至3岁之前，都是大脑发育的黄金时期。因此从给宝宝添加辅食开始，妈妈就应为宝宝多补充一些有助于大脑发育的食物，像牛奶、鸡蛋、豆腐、鹌鹑蛋、鱼肉、小米、核桃、苹果等都很适宜宝宝。

【食材备料】

鸡蛋1个，大米粥1小碗，食盐少许。

【调调细心做】

1.将鸡蛋打入小碗中，快速搅匀。

2.将刚刚熬煮的大米粥煮至锅开米烂，将鸡蛋液倒入粥中轻轻搅匀，待鸡蛋煮熟后，加入一点儿食盐调味即可。

【宝宝营养手记】

鸡蛋中含丰富的DHA和卵磷脂等营养素，对神经系统和身体发育有很好的作用。此粥可健脑益智，促进脑部发育，增强身体抵抗力，适宜婴幼儿食用。

煮粥的时候火要小一点，也不要煮太久，待蛋液凝固成蛋花即可。

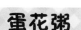

蛋花粥

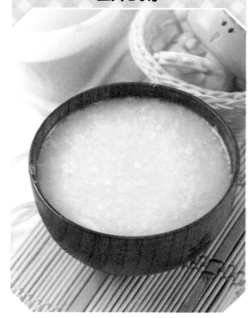

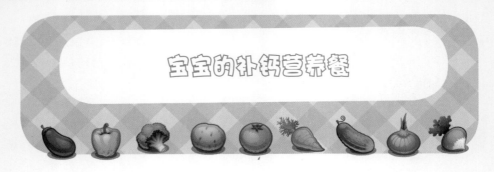

宝宝的补钙营养餐

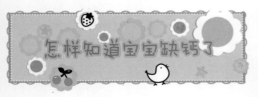

怎样知道宝宝缺钙了

不少妈妈都不知该怎样判断宝宝是否缺钙。专家建议，日常应从以下几方面来看，如果宝宝出现这些情况，很可能就是缺钙了。

常表现为多汗。即使气温不高，也会出汗，尤其是入睡后头部出汗，并伴有夜间啼哭、惊叫，哭后出汗更明显。部分小儿头颅不断磨擦枕头，久之，颅后可见枕秃圈。

精神不佳、烦躁，睡眠时易惊醒。宝宝不如以往活泼，即使是到了新的环境也不太感兴趣。

易发湿疹。婴儿湿疹多发于头顶、额面、耳后，严重的可遍及全身。婴儿患病时，哭闹不安，患病部位会出现红斑、丘疹，然后变成水疱、糜烂、结痂，在哭闹时枕后及背部多流汗。

出牙晚或出牙不齐。一般婴儿5~10个月就要萌生乳牙，但有的小儿1岁半时仍未出牙。在牙齿发育过程缺钙，牙齿会排列参差不齐、上下牙不对缝、咬后不正、牙齿松动，容易崩折和过早脱落。

前额高突，形成方颅。前囟门闭合延迟，常在1岁半后仍不闭合。

怎样给宝宝补钙

在宝宝6个月内，首先应尽量用母乳喂养，确实不能进行纯母乳喂养时，要及时提供婴儿配方奶，因为乳类含钙量最高且容易吸收。在宝宝4~6个月要开始添加辅助食物，及时补充富含蛋白质、维生素D、钙和磷的食物。刚开始时以新鲜的谷物粥、泥、糊和蛋黄泥、蔬菜泥等为主，等宝宝大些后，可加入乳酪、豆制品、水产品和更为种类丰富的蔬菜等。

婴儿缺钙的一个主要原因是维生素D摄取不足。但维生素D在食物中的含量较少，晒太阳是补充维生素D的重要途径，可防止婴儿缺钙，是预防佝偻病最经济、最有效的方法。一般在宝宝满月后，就应经常带他到户外空气清新的地方活动，晒晒太阳。夏季可尽可能裸露皮肤（但要注意戴太阳帽以防眼睛受阳光直射），可涂一些婴儿防晒霜；而冬季要做好保暖，一般每天晒太阳的时间不要少于1个小时。

总之，钙摄取不足的问题，解决

的办法首推合理选择并搭配含钙高的食物，如果经饮食调理和经常晒太阳仍然不能满足婴幼儿对钙的需要，可考虑在医生指导下适量添加钙剂。一般纯母乳或配方奶粉喂养的6月龄内的婴儿不必添加钙剂。人工喂养或混合喂养的婴儿每日可添加100毫克左右；7～36个月婴幼儿每日添加100～200毫克。

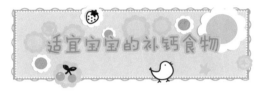

适宜宝宝的补钙食物

日常生活中有的食物可作为钙源补充，适宜给宝宝安排辅食的选择有：

牛奶：营养全面，含钙丰富，更易为人体吸取，可作为婴儿日常补钙的主要食品。而其他奶类制品如酸奶、奶酪、奶片等，也都是良好的钙来源。

虾皮：高钙海产品。用虾皮剁碎添入到汤、泥、糊中，或入馅包入小馄饨、小饺子中，十分适宜婴儿补钙食用。

豆制品：大豆制品如豆腐、豆浆等都是高蛋白食物，含钙量很高，是日常辅食中良好的钙来源。

动物骨头：动物骨头里80％以上都是钙，但是不溶于水，难以吸收。给宝宝制作时可以事先敲碎它，加少许醋后用文火煮汤。

绿色蔬菜：蔬菜中也有许多高钙的品种，适宜婴儿的主要有雪里蕻、小白菜、油菜、白菜、菠菜等。

另外，黄花菜、紫菜、海带芽、鸡蛋、榛子、核桃、玉米中也都含有丰富的钙，可在辅食中给予添加。

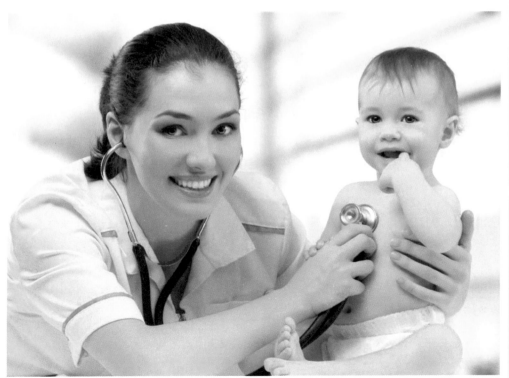

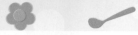

优质宝宝营养辅食方案

宝宝补钙食谱推荐

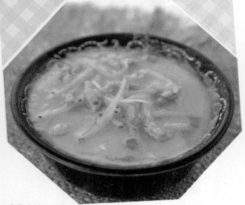

肉末银鱼蒸蛋

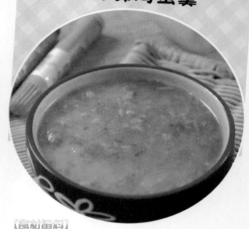

蒸什锦鸡蛋羹

【食材备料】

鸡蛋2个，猪里脊肉20克，银鱼15克，植物油、柴鱼粉、葱花、食盐各少许。

【烹调用心做】

1.鸡蛋磕入蒸碗中搅匀；猪里脊肉剁成末；银鱼洗净。

2.在鸡蛋液中加入适量清水拌匀，再放入猪里脊肉末、银鱼、柴鱼粉、植物油、食盐调匀。

3.将拌好的鸡蛋液放入烧开水的蒸锅中，大火蒸2分钟后转中火蒸约8分钟，撒上葱花即可。

【宝宝营养手记】

银鱼营养丰富，含有蛋白质、脂肪、维生素钙、磷、铁等多种营养成分，有滋阴润肺、宽中健胃、补气利水的功效，宝宝10个月后加入食谱中十分适宜。没有柴鱼粉时可以省去不放。

【食材备料】

鸡蛋1个，海米末5克，西红柿末、小白菜末各15克，清高汤、香油、湿淀粉、食盐各少许。

【烹调用心做】

1.鸡蛋磕入碗内，按1：1的比例加入温开水和少许食盐、香油，搅匀待用。

2.蒸锅旺火烧开水，把鸡蛋液上锅蒸成豆腐脑状的蛋羹。

3.炒锅内加入清高汤烧开，后放入海米末、小白菜末、西红柿末和食盐，煮熟后用湿淀粉勾芡，浇在蛋羹上。

【宝宝营养手记】

此蛋羹营养全面，海米、小白菜、鸡蛋都能为宝宝提供丰富的钙、铁、锌及各种维生素，有利于生长发育。

新鲜蔬菜的选择可以多样，如小白菜、油菜、菠菜、卷心菜、苋菜、豆苗等都可以选用，加入些豆腐泥也很适合宝宝补钙的需要。

172

骨汤豆腐糊

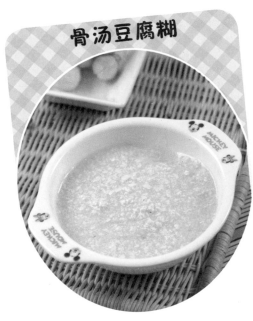

【食松留料】

北豆腐50克, 大骨汤适量。

【制作心做】

1.北豆腐洗净, 切成小块。

2.北豆腐放入锅内后加入大骨汤, 边煮边用勺子将豆腐研碎成泥, 煮好后放入小碗内, 研磨至光滑细腻时即可。

【宝宝营养手记】

大骨熬出的汤富含钙, 而豆腐及豆制品也是补钙的良好选择。此糊易于消化吸收, 有益于全面发育。但煮豆腐时要注意火候, 蛋白质如果凝固则不好消化, 故煮的时间要适度。

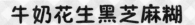

牛奶花生黑芝麻糊

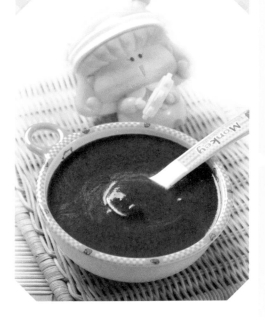

【食松留料】

黑芝麻50克, 花生仁30克, 大米25克, 白砂糖10克, 牛奶100毫升。

【制作心做】

1.大米淘洗后泡水2小时; 花生仁去掉外膜; 黑芝麻放入锅中干炒香后研磨碎。

2.将大米沥干, 与花生仁、黑芝麻碎一起放入搅拌机中, 加少许水打碎打匀。

3.小锅中加少许水煮沸, 倒入打好的芝麻花生大米浆, 加入白砂糖煮成糊状, 倒入牛奶煮开即可。

【宝宝营养手记】

黑芝麻有益肝、补肾、养血、润燥、强骨、乌发、美容作用, 其钙和铁的含量都异常丰富, 给宝宝在辅食中适量添加, 对骨骼、牙齿的发育非常有益。加入大米、花生、牛奶的组合, 还可补肝肾、健脑力、调理身体虚弱。

173

牛奶蛋

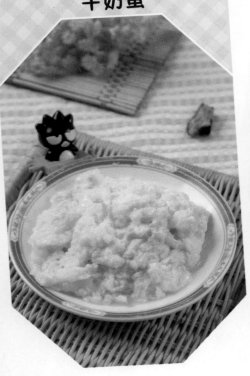

海米蒸豆腐

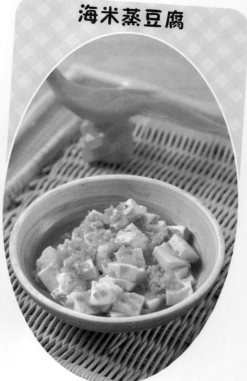

【食材备料】

鸡蛋2个，牛奶150毫升，白砂糖10克。

【精准细做】

1.将鸡蛋的蛋清与蛋黄分开，把蛋清打至起泡待用。

2.在锅内加入牛奶、蛋黄和白砂糖，混合均匀后用微火稍煮一会儿，再用勺子把调好的蛋清舀入牛奶蛋黄内，煮熟即成。

【宝宝营养手记】

牛奶所含的脂肪、热量与母乳相近，而蛋白质却高于母乳，含有人体必须的全部氨基酸，钙含量也较高；鸡蛋含有人体所需要的几乎所有营养物质，但含钙量却相对不足。牛奶和鸡蛋搭配营养互补，对骨骼、大脑的发育很有益。

制作牛奶蛋的关键是蛋黄、蛋清一定要分开，牛奶、蛋黄先用微火煮一会儿，再下入蛋清同煮。

【食材备料】

嫩豆腐100克，海米5克，清鸡汤适量，酱油、香油各少许。

【精准细做】

1.把嫩豆腐切成小块，用开水焯一下，捞出装碗。

2.海米用温水泡软后切成末，放入嫩豆腐中，加入少许酱油、香油和清鸡汤，放入蒸锅蒸熟即可。

【宝宝营养手记】

豆腐和海米都是钙的极佳食物来源，二者组合是食物补钙的理想选择。另外，虾皮中含有丰富的蛋白质和钙，有"钙库"之称，是很好的补钙食物，因此还可选用虾皮来做这道辅食。

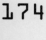

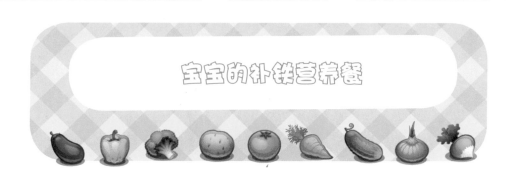

宝宝的补铁营养餐

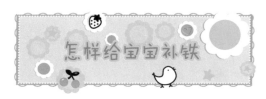

怎样给宝宝补铁

缺铁性贫血是婴幼儿最易患的贫血疾病。轻微的缺铁性贫血可能没有什么症状，但严重的宝宝则会伴有皮肤苍白、无精打采、烦躁易怒、活动后呼吸急促和嘴部、舌头疼痛等症状。因此，在饮食上让宝宝摄取充足的铁极其重要。作为造血原料，铁在机体代谢中有非常重要的作用，食物铁的吸收率和利用率不高，宝宝就容易缺铁。

对于4个月以内的小婴儿来说，一般不需要补铁。这是因为婴儿出生后体内有储备铁，可以逐步释放以供机体所需，而且母乳中含有的铁虽然量不多，但吸收率却高达60%以上，足以满足婴儿对铁的需要。但是当婴儿长到4～6个月时，体内的储备铁即将耗尽，此时就应开始注意补铁，以防缺铁性贫血的发生。

4～6个月龄的婴儿，如果没有缺铁性贫血的症状，只需添加含铁丰富的食物就可以了。可给予强化铁的配方奶粉、米粉糊、蛋黄和富含维生素C的果汁、果泥等。到婴儿7个月后，还可添加肉末、肝泥、鱼泥、动物血等辅助食品。一般而言，健康的婴儿只要饮食营养均衡，膳食中的铁供给充足，就能满足其生长发育的需要。

需要注意的是，铁质完全吸收，需要维生素A、维生素C、B族维生素的相互协助；动物类食物里的原血红素铁比植物类食物所含的铁更容易被人体吸收。

另外，食品的加工烹调方法对于其含铁量有很大影响：比如，小麦加工成精白面，铁含量就显著降低；蔬菜在水中煮开后将水倒掉，铁损失达20%；用铁质炊具烹调食物可明显提高膳食中铁的含量，而过多地摄入维生素E和锌也会影响铁的吸收。

对于患缺铁性贫血的婴儿，补充铁剂仍是首选的方法。一般情况下应在医生指导下给婴儿服用铁剂，1～2周后血中血红蛋白浓度就会开始回升，继续服用3个月就能使贮备铁得到补充。

另外，与铁搭配摄入的食物是影响铁吸收的重要因素。含维生素C、维生素A丰富的食物及鱼肉、猪肉、鸡肉等动物性食品可以促进铁的吸收；而植物食品中的植酸、草酸及茶叶中的鞣酸都会阻碍铁的吸收。因此，还可适当多补充一些动物的肝、血。

175

需要提醒家长的是，铁虽然是人体的必需微量元素，但给不缺铁的婴儿补充铁剂，反而会对产生很多不利的影响。因此，须根据婴儿体内铁的情况——是否缺少，来决定补或是不补。

适宜宝宝的补铁食物

适宜给宝宝补铁的食物主要有：动物肝脏、动物血、瘦肉、蛋黄、鱼肉、鸡、虾、核桃、海带、红糖、芝麻酱、豆类制品和菠菜、油菜、苋菜、荠菜、黄花菜、西红柿、木耳、蘑菇等蔬菜，以及桃、葡萄干、红枣、樱桃等水果。

动物性食物中的铁较植物性食物的更易于吸收和利用。动物性食物如肝脏、血、瘦肉中的铁质是与血红素结合的铁，含量很高，吸收率最好，能达到10%～76%；豆类、绿叶蔬菜、禽蛋类虽为非血红素铁，但含量也较高，可供宝宝利用。另外，还可给宝宝吃些富含维生素C的水果及蔬菜，如苹果、西红柿、橘子、花椰菜、土豆、卷心菜等，以促进铁的吸收。

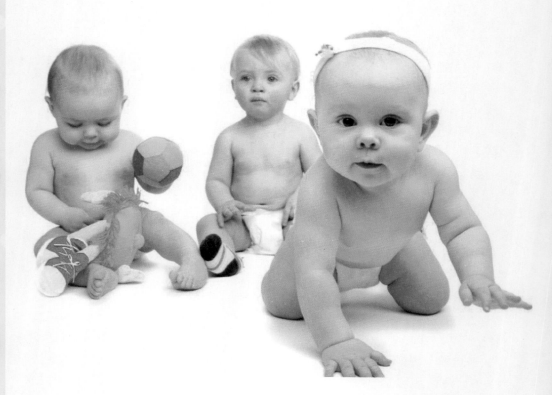

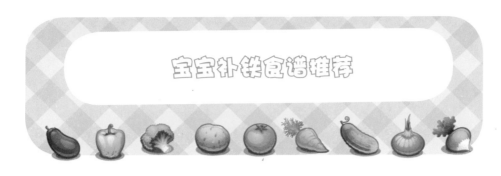

宝宝补铁食谱推荐

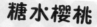

西红柿肝末

【食材备料】

猪肝30克，西红柿60克，瘦猪肉末15克，洋葱末10克，高汤适量，食盐少许。

【制作方法】

1.将猪肝洗净后切碎；西红柿用开水烫一下，剥去皮后切碎。

2.将猪肝末、瘦猪肉末、洋葱末同时入锅，加入高汤搅拌均匀，以小火煮熟，再加入西红柿末，调入食盐稍煮，使之有淡淡的咸味即可。需要注意的是，猪肝、瘦肉、洋葱下锅后切不要煸炒，要立即加入高汤煮，成品口味要清淡，略有一点儿咸味即可。

【宝宝营养手记】

猪肝含铁非常丰富，有补肝、养血、明目的作用，对防治缺铁性贫血有帮助；西红柿含有几乎所有的维生素，不仅B族维生素、维生素C含量丰富，还富含番茄红素。二者组合，有利于补充小儿身体发育对铁和各种维生素的需求。

糖水樱桃

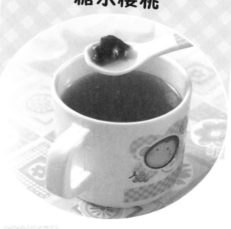

【食材备料】

樱桃 100克，白砂糖15克。

【制作方法】

1.将樱桃洗净，去叶柄后掏去核，放入锅内。

2.锅中加入白砂糖及适量水，用小火煮15分钟左右，至樱桃煮软后离火。

3.将樱桃搅烂，倒入小杯内，稍凉后给宝宝喂食。

【宝宝营养手记】

樱桃营养丰富，含铁量特别高，位于各种水果之首。常食樱桃可补充人体对铁元素的需求，促进血红蛋白再生，既可防治缺铁性贫血，又可增强体质，健脑益智，还对调节食欲不振及养颜驻容十分有益。但樱桃性温热，宝宝患热性病及虚热咳嗽时要忌食。

177

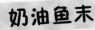

奶油鱼末

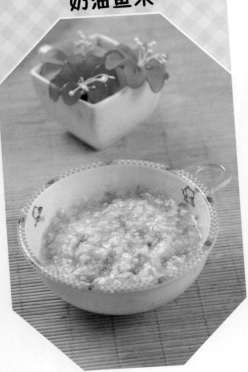

肝泥蛋羹

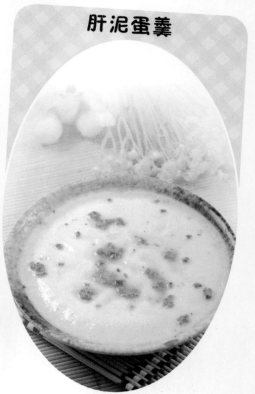

【食材备料】

净鱼肉100克,肉汤适量,儿童酱油、奶油各少许。

【妈妈精心做】

1.把鱼肉洗净,放入开水锅中煮熟,取出后仔细检查,再剔除一遍鱼刺,然后把鱼肉切成碎末。

2.锅内加肉汤和少许酱油置于火上,加入鱼肉末,边煮边用小勺搅拌,煮至鱼肉成熟时再加入少许奶油,拌匀后即可起锅。

【宝宝营养手记】

鱼肉含有优质蛋白质,尤其是对生长发育至关重要的钙、铁、磷、锌、碘等含量十分丰富。给宝宝适量常吃些鱼肉非常重要,但要选择肉质细嫩、刺少易消化的鱼。

【食材备料】

猪肝30克,鸡蛋2个,食盐、香油各少许。

【妈妈精心做】

1.将猪肝仔细清洗干净,切成薄片,用开水焯一下,捞出去筋、包膜后再剁成泥,装碗。

2.把鸡蛋磕入装猪肝泥的碗中,搅匀后加入适量水调匀,调入食盐、香油,放入烧开水的蒸锅中蒸熟即成。

【宝宝营养手记】

适宜11个月以上的宝宝食用。猪肝是补铁补血食物中的佼佼者,其他各类营养素也相当丰富,尤其是对发育有重要作用的维生素A。以其和鸡蛋蒸成蛋羹给宝宝吃,对维持正常生长、大脑发育和健康以及保护眼睛都非常有益。给宝宝食用猪肝要适量,一般每周1~2次即可,吃得太多反而对身体不利。

三鲜面

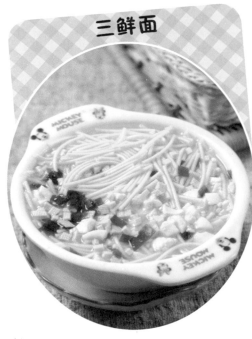

【食物用料】

细面条50克，豆皮20克，鹌鹑蛋2个，海带芽适量，鲜鱼高汤150毫升。

【调调用心做】

1.豆皮切成碎丁；细面条剪成小段；鹌鹑蛋煮熟，去壳切成粒。

2.鲜鱼高汤入锅煮滚，下入细面条段煮至将熟时，再加入豆皮丁、海带芽、鹌鹑蛋粒一起煮至熟透即可。

【宝宝营养手记】

海带芽不仅是"含碘冠军"，还是补铁、补钙的极佳食物，加上鹌鹑蛋、豆皮中也含有较多的铁，使此面可为宝宝提供全面的营养，尤其是丰富的铁、钙及蛋白质，可作为11个月以上婴儿的主食。

根据宝宝的口味和实际情况，可调入少许食盐、鸡精。

猪血粥

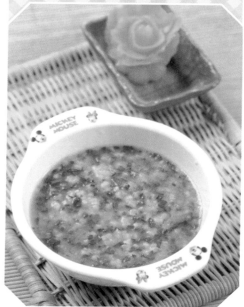

【食物用料】

大米适量，猪血50克，嫩菠菜末25克，食盐、葱段、姜片各少许。

【调调用心做】

1.锅中加适量清水，放入葱段、姜片、食盐烧开，放入猪血煮熟，然后把猪血捞出切成细小的碎粒。

2.大米淘洗干净，放入粥锅中加水煮成粥，下入猪血粒、菠菜末再煮10分钟，调入少许食盐即成。

【宝宝营养手记】

一般纯母乳喂养的足月婴儿从母体中所获得的铁仅可满足出生后4个月发育的需要，如不及时从食物中补充，宝宝就可能会出现贫血。猪血中含铁较高，而且以血红素铁的形式存在，容易被人体吸收利用。处于生长发育阶段的小儿适当吃些动物血，对防治缺铁性贫血很有帮助。

179

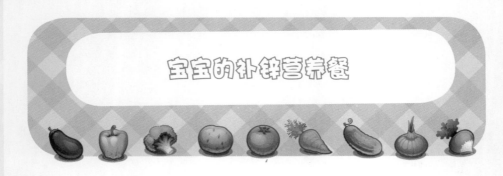

宝宝的补锌营养餐

锌缺乏的症状

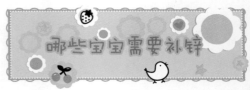

哪些宝宝需要补锌

锌是人体必需的微量元素，它与婴幼儿的生长发育有着密切的关系。婴儿缺锌，会出现食欲下降、消化功能异常、反复感染、生长迟缓、性发育和智力发育缓慢、动作及语言能力发育迟缓、智商低下等异常情况，还可造成免疫功能异常，抵抗力下降，皮肤、毛发粗糙干燥，指甲不光滑、有白点，创伤愈合慢等健康问题。表现在宝宝身上最明显的就是发育迟缓，身高、体重、头围等发育指标明显落后于同龄的宝宝，没有食欲，不想吃东西，甚至出现厌食、偏食、口腔发炎、口腔溃疡等症状。

妈妈如果能及时发现上述异常，应及时提供给医生作参考，让医生结合出生、喂养的情况和有无其他疾病及相关检查等，做出科学的综合判断。因为有些症状并不是只有缺锌才造成的，切不要马上片面地做出缺锌的判断，而随意大量补锌。

平时有挑食偏食习惯的婴幼儿要适量补锌。锌富含于牡蛎、瘦肉、动物内脏中，如果婴幼儿因为不良的饮食习惯而不吃或少吃这类食物，每日的锌摄入达不到标准，长此以往就会发生锌缺乏而需要补锌。锌参与人体蛋白质、核酸等营养素的合成，婴幼儿感染时体内对锌的需要量增加，而胃肠道吸收锌的能力减弱，因此，受感染的婴幼儿易缺锌。有些感染还会引起锌从粪便或尿液中丢失，所以，感染中的婴幼儿要适量补充锌剂或富含锌的食物。

多汗的婴幼儿宜补锌。人体中多种微量元素都通过汗液排泄，锌便是之一。由于受遗传、生理或疾病的影响，有些婴幼儿存在多汗的现象。大量出汗会使锌丢失过多，而缺锌又会降低机体的免疫功能，使婴幼儿体质虚弱，加重多汗症状，从而形成了恶性循环。

总之，婴儿在饮食正常、没有疾病和易感因素的情况下一般不易发生缺锌，但是对于存在上述问题的宝宝应及时补充锌，以免影响生长发育。

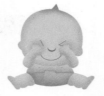

食物补锌须注意

适宜宝宝的补锌食物

　　父母在为婴儿食物补锌时，要注意以下几点：

　　补锌的季节。因为夏季气温较高，宝宝食欲会差一点，进食量相对较少，摄入的锌也相对减少，加上由于天热出汗多而造成锌的流失，因此，夏季要多吃含锌丰富的食物。

　　食物要精细。如韭菜、竹笋、燕麦等粗纤维较多，而粗纤维会阻碍到锌的吸收。因此，补锌时要准备精细一些的食物。

　　要钙铁同补。在补锌的同时最好补充钙和铁，可促进锌的吸收和利用，以促进健康、全面的生长发育。这主要是因为钙、铁、锌三者有协同的作用，所以宝宝的饮食中要特别注意富含钙、铁、锌物的科学搭配和摄取。

　　不可过量补锌。婴儿过量摄入锌，可出现食欲减退、精神萎靡、上腹痛等症状，还会对肝脏、神经元、胶质细胞造成一定损害。

　　食物中的锌大部分与蛋白质及核酸结合，状态稳定，必须经过消化使锌分离后方可被人体利用。锌元素在海产品、动物内脏中含量最为丰富，通常动物性食物中的含锌量比植物性食物高。

　　我们常吃的食物中含锌较多的有牡蛎、动物肝脏、动物血、瘦肉、蛋类、谷类、干果类等，但大多数的蔬菜、水果含锌量一般。适宜给婴儿辅食中添加的补锌食物主要有：芝麻、口蘑、牛肉、动物肝、红色肉类、鸡肉、蛋类、干果类（如小核桃）、干贝（及贝肉）、虾、鱼肉、口蘑、金针菇和全谷类食品（如糙米）等。

181

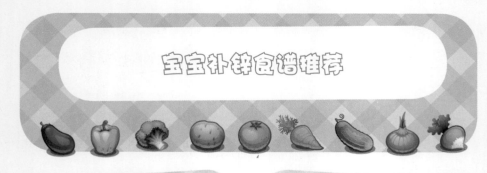

宝宝补锌食谱推荐

香蕉奶糊

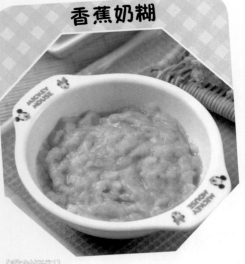

【食材备料】

香蕉半根,牛奶60毫升,玉米粉5克,熟鸡蛋黄1个。

【妈妈用心做】

1.香蕉去皮后将果肉用勺子研磨成泥状;玉米粉加少许水调匀;熟鸡蛋黄压碎。

2.将调好的玉米粉倒入小锅内煮开,加入牛奶,用小火煮熟起黏。

3.倒入香蕉泥拌匀,再边煮边加入鸡蛋黄末,拌匀后即可离火。

【宝宝营养手记】

牛奶营养素全面,特别是含丰富的蛋白质、钙、锌、维生素D以及人体生长发育所需的全部氨基酸,消化率可达98%,非常有助于婴儿的健康。香蕉、玉米粉与牛奶同煮,可提高蛋白质的营养价值及人体对各种营养的吸收率。

制作此奶糊简单又省时,婴儿7个月后可常食,也可添加些苹果,以增加营养,变化口味。

牛奶蛋黄粥

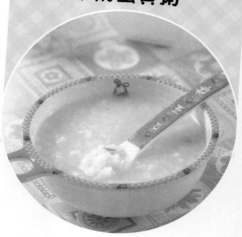

【食材备料】

大米50克,牛奶100毫升,熟鸡蛋黄1个,白砂糖少许。

【妈妈用心做】

1.将大米淘洗干净,加入约150毫升水,置火上煮开,用文火煮至米烂粥黏。

2.用小勺背面将熟鸡蛋黄研磨碎,和牛奶一起加入粥锅中再稍煮片刻,加入白砂糖即可。

【宝宝营养手记】

蛋黄比较容易消化,是婴儿较理想的补锌、补铁食物。刚开始每天喂1/4个煮熟的蛋黄,一般是将蛋黄压碎,混合在牛奶、米汤或粥中,逐渐增加到1/2个。宝宝7个月后,每天可喂1个蛋黄,也可做成蛋花汤或蒸蛋。

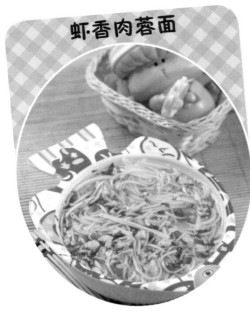

虾·香肉蓉面

龙须面1小把,猪里脊肉30克,鲜虾仁20克,青菜末25克,清高汤适量,葱花、酱油、食盐、植物油各少许。

【贴贴细心做】

1.锅内加适量清水烧沸,下入龙须面,加少许食盐,待面煮熟后捞出过凉,将面条剪成短段并沥干水分。

2.猪里脊肉和鲜虾仁处理干净,都切成末。

3.炒锅下植物油烧热,放入葱花、猪里脊肉末翻炒片刻,加入酱油续炒入味,加入高汤,待肉末煮熟后加入碎虾仁、青菜末、面条段,煮沸后调入少许食盐,再稍煮即成。

【宝宝营养手记】

日常吃的食物中含锌较多的有牡蛎、动物肝脏、动物血、瘦肉、虾仁、蛋、粗粮、核桃、花生等,一般蔬菜、水果、粮食也均含有锌,只要妈妈注意搭配、合理安排,宝宝缺锌的几率会大大降低。

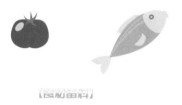

【食材备料】

鸡肝20克,去皮土豆50克,大米30克,食盐少许。

【贴贴细心做】

1.鸡肝洗净,入锅加水煮熟(煮鸡肝的水留用),捞起后先切成薄片,再切碎。

2.土豆放入滚水中煮至熟透,捞起压成蓉;大米淘洗干净。

3.把煮鸡肝的水和大米同入锅,大火煮开,转小火煮粥1小时,先关火焖15分钟,再用小火煮成米糊状,加入土豆蓉、鸡肝末,调入食盐,搅拌均匀后再稍煮即成。

【宝宝营养手记】

鸡肝是补血养生的最佳食物之一,含有丰富的蛋白质、钙、磷、铁、锌和维生素A、B族维生素等,能有效防止婴儿贫血,还可促进生长发育和思维敏捷。猪肝煮熟后较鸡肝更加硬一些,也可用猪肝来做。

土豆鸡肝米糊

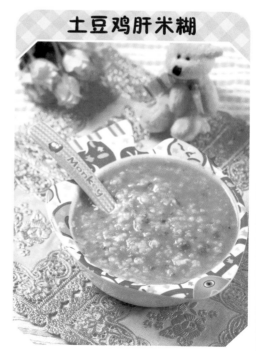

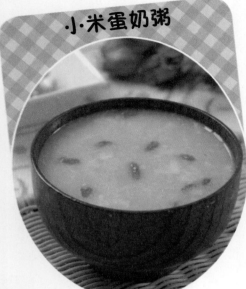

小米蛋奶粥

【食材备料】

小米50克，牛奶200毫升，鸡蛋1个，枸杞子少许，白砂糖10克。

【妈妈精心做】

1.将小米淘洗干净，用冷水浸泡后沥水备用；枸杞子洗净，用清水稍泡一会儿。

2.锅内加入约350毫升冷水，放入小米，用旺火煮至小米涨开，转小火熬煮，加入枸杞子、牛奶继续煮至米粒松软烂熟。

3.鸡蛋磕入碗中，用筷子打散后淋入小米粥中，加入白砂糖，再煮片刻即成。

【宝宝营养手记】

小米的营养成分易于消化吸收，有"保健米"的美誉。其维生素B和锌的含量非常丰富，所以小米熬粥有"代参汤"的美称。而牛奶、鸡蛋营养全面，也都含有丰富的锌。三者搭配煮粥，有助于促进健康发育，预防孩子缺锌、缺钙。

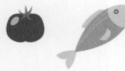

【食材备料】

嫩牛肉20克，鸡蛋1个，稠大米粥适量，高汤、食盐各少许。

【妈妈精心做】

1.鸡蛋磕入碗中打散备用；嫩牛肉洗净滤干，剁成细末。

2.将稠大米粥倒入粥锅，用小火煮开，放入嫩牛肉末、高汤，煮熟后淋入鸡蛋液，调入食盐再稍煮即可。

【宝宝营养手记】

大米在谷类食物中含锌量是较为丰富的，而牛肉、鸡蛋也都是补锌的良好食物。此粥适宜11~12个月的宝宝，但宝宝吃牛肉不宜太多，一周一次即可。

在粥里加鸡蛋会让粥更浓稠，加些高汤可以适当调整浓度和口味，对宝宝的营养均衡很有益。还可在粥中添加一些切成丁的蔬菜，如土豆、胡萝卜、白菜、小白菜等，以丰富口味，增加营养。

滑蛋牛肉粥

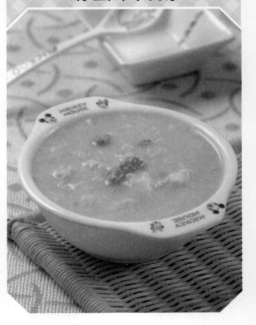